陈燕清 著

解密中医节气养生

U0335446

全国百佳图书出版单位
中国中医药出版社
·北 京·

图书在版编目（CIP）数据

解密中医节气养生 / 陈燕清著 .—北京：中国中医药出版社，
2022.11
ISBN 978–7–5132–7539–2

Ⅰ . ①解… Ⅱ . ①陈… Ⅲ . ①二十四节气—关系—
养生（中医）Ⅳ . ① R212

中国版本图书馆 CIP 数据核字（2022）第 060185 号

中国中医药出版社出版

北京经济技术开发区科创十三街 31 号院二区 8 号楼
邮政编码　100176
传真　010–64405721
三河市同力彩印有限公司印刷
各地新华书店经销

开本 710×1000　1/16　印张 16　字数 227 千字
2022 年 11 月第 1 版　2022 年 11 月第 1 次印刷
书号　ISBN 978 – 7 – 5132 – 7539 – 2

定价　49.80 元
网址　www.cptcm.com

服 务 热 线　010–64405510
购 书 热 线　010–89535836
维 权 打 假　010–64405753

微信服务号　zgzyycbs
微商城网址　https://kdt.im/LIdUGr
官 方 微 博　http://e.weibo.com/cptcm
天猫旗舰店网址　https://zgzyycbs.tmall.com

如有印装质量问题请与本社出版部联系（010–64405510）

自序

惊蛰要吃安宫牛黄丸，中暑高热就用藿香正气水，是对是错？足部裂口不能穿凉鞋，每天便秘，掉头发，减肥难该怎么办……问题多多，答案为何？

随着经济繁荣，生活富足，强身健体，防病治病越来成为大家关注的重点，本人从事临床、教学工作二十余年，在学习、工作中对中医健康养生知识有了一定的积累，也经见了若干养生不成反伤身的事例，故在业余时间，坚持中医知识的科普，长期在山西经济广播《养生有道》，山西综合广播《大医生来了》等节目担任嘉宾，多次在山西科教频道、太原电视台、黄河电视台录制医学科普节目，讲授健康知识。

坚持中医药科普文章地撰写，将自己所学、所感、所经历的知识或者病例付诸于笔端，2016 年 3 月至今，在多家网络媒体发表科普文章 100 余篇，阅读量超过 1000 万，其中《脚后跟裂口两年，用一味中药研粉外涂，三天就好了》点击阅读量 215 万，《药店卖药的女儿尽孝心，买安宫牛黄丸给父亲保养，导致老父亲下不了床》点击阅读量 84 万。曾经写过的养生食物有：牛肉、鸭肉、鸡肉、猪肉、驴肉、螃蟹、牡蛎、鸡蛋、黄花菜、羊肉、生姜、萝卜、梨、桃花（阅读量 73 万）、山药、香椿、竹笋（阅读量 36 万）等，并根据各节气推出适合的养生知识。

现以二十四节气为切入点，将之前所写的关于养生防病、治病康复的内容集结成册，希望为需要健康知识的人提供帮助，本书也适合中医爱好者与医学生阅读。

书中难免有疏漏之处，请广大读者提出宝贵意见。

陈燕清

2022 年 9 月 10 日

目 录

立春

第一篇

一年之计在于春，一生之计在于勤

立春古律

【南宋】朱淑真

停杯不饮待春来，和气先春动六街。

生菜乍挑宜卷饼，罗幡旋剪称联钗。

休论残腊千重恨，管入新年百事谐。

从此对花并对景，尽拘风月入诗怀。

立春当日，水暖三分，立春十日，水内热人。

立春是二十四节气之首，是从天文上来划分的，也就是在太阳到达黄经 315°的时候，具体的日期一般在公历的每年 2 月 3 日至 5 日。

我国古代将立春十五天分为三候，"一候东风解冻，二候蛰虫始振，三候鱼陟负冰"。

立春是大自然的节气变化，有许多值得注意的地方，《素问·四气调神大论》记载："春三月，此谓发陈。天地俱生，万物以荣，夜卧早起，广步于庭，被发缓形，以使志生，生而勿杀，予而勿夺，赏而勿罚，此春气之应，养生之道也；逆之则伤肝，夏为寒变，奉长者少。"中医首推天人合一，正所谓"天地与我并生，万物与我为一"，此洞察天机之事，尤当铭记、深思。那么，关于春天，你思考了吗？

春困秋乏夏打盹，春困是什么原因呢？

春应肝，逆之则伤肝，伤肝怎么办？

春主运动升发，却不主生发，"被发缓形，以使志生"成了难题，减肥、脱发该如何是好？

冬去春来，大部分的孩子都开学了，可有一些熊孩子坐不住，总想着离家出走去闯荡江湖，仗剑天涯，虽说春天主升、主动，可真让你们闯荡江湖，你们知道要带什么吗，可别出去发热、流血，败兴而归，大侠葫芦里的药丸可不是糖果，那葫芦里面究竟装的什么呢？

立春为什么要"咬春","咬春"咬什么

想考大家一个问题，你能说全二十四节气吗？不会的话，就请把下面的这首歌诀背会：春雨惊春清谷天，夏满芒夏暑相连，秋处露秋寒霜降，冬雪雪冬小大寒。

甲骨文中，春字由代表林野、太阳、种子的三个象形字组成。表示冬天过后，广袤的田野上，阳光普照，气温上升，种子破土而出。所以春天是万物复苏，生机勃发的季节。

明代王象晋所著《群芳谱》中记载："立，始建也，春气始而建立也。"二十四节气中，立春是第一个节气。一年之计在于春，春天始于立春。

传统民俗中要在立春日吃萝卜，吃春卷、春饼，称之为"咬春"。拥有悠久农耕文化的中国，对能够开始播种的春天非常重视，民以食为天，为了迎接春天的到来，吃一些新鲜蔬菜如萝卜、韭菜、豆芽等（这些菜包在面饼里就成为春卷、春饼），既顺应春天阳气升发，又有迎接新春的意味。

"咬春"为啥要咬萝卜？首先声明，"咬春"咬的是白萝卜，而不是胡萝卜，因为白萝卜出现得早，秦汉时期的《尔雅》中就有关于白萝卜的记载，而胡萝卜在元代时才进入中国，在东汉时期就有了迎春的习俗。民间习俗认为咬春之后，春天就不会犯困。其实从中医理论来看，白萝卜药性辛、甘、温，能消食，行气化痰。《黄帝内经》记载："肝主春……肝苦急，急食甘以缓之……肝欲散，急食辛以散之，用辛补之，酸泻之。"在脏腑和四季的对应关系中，春天对应肝脏，酸苦甘辛咸五味中，酸味对应肝。春天是阳气升发的季节，酸味能收敛、收涩，不利于阳气升发和肝气疏泄。春天应该少吃酸味，多吃辛味食物以升发阳气，多吃甘味食物以防肝的功能太盛，抑制脾胃运化。白萝卜味辛，辛味有发散、行气作用，正好顺应春天阳气升发的特点。白萝卜味甘，甘味可调和脾胃，并且白萝卜消食，冬天人们活动少，吃得油腻，导致身体里废物堆积，白萝卜能够帮助身体清理堆积一冬的废物。所以"咬春"咬萝卜就是中医学"天人相应"

理论"春天要少食酸，多食辛甘"的具体体现。

"咬春"光咬萝卜多单调，勤劳勇敢的吃货们远远不满足于此。所以春饼出现了。薄薄的面饼，里面夹着豆芽、韭菜、鸡蛋……你家的春饼夹的什么？

春饼为什么夹豆芽？《本草纲目》中这样记载："绿豆芽，甘，平。解酒毒、热毒。"李时珍称赞豆芽："诸豆生芽、皆腥韧不堪，惟此豆之芽，白美独异。"初生豆芽洁白鲜嫩，有升发之意，正和春天欣欣向荣之气象相合，吃豆芽可清热，防止春天阳气升发太过，郁而化热。

春饼为什么夹韭菜？韭菜又名起阳草，药性辛、温，能温暖脾胃，补虚壮阳。中医学有阴阳理论，阳气是生命活动的动力，就像城市的发电厂，电厂电力不足，则城市秩序出现问题。人体阳气不足，则功能出现衰退。补阳的药物中著名的有鹿茸、海马、冬虫夏草等。可是对于普通人来说，药补不如食补，韭菜就是一味很好的补阳食材，春天食用韭菜，可以帮助人体阳气升发。

中医历史和中国历史密不可分，中医理论更是时时处处渗透在中国人的生活中。小小的"咬春"，也包含着若干中医知识。

立春"咬春"，咬出健康来！

节食居然减出了脂肪肝，你还敢这样减肥吗

一位40岁的王姓女患者，拿着单位体检的腹部超声结果咨询我："腹部超声显示我有脂肪肝，怎么可能？我常年节食减肥，只吃素食，身高160cm，体重46kg，不吃油腻食物，脂肪肝从哪里来？是不是检查结果有误？"王女士的疑问也是大部分人会有的，脂肪肝不是那种每天大吃大喝不忌嘴的肥胖人士、每天喝酒的人士才会得的病吗？节食减肥，身材苗条的人也会得脂肪肝？其实王女士的脂肪肝就是节食减肥的后果。下面我们来分析为啥过度节食会得脂肪肝。

一、什么是脂肪肝

脂肪肝是由多种因素引起的肝细胞内脂肪堆积过多的疾病，正常情况下，成人肝脏内脂肪占肝脏重量的 3% ～ 5%，如果肝脏内脂肪含量超过 5% 就可以诊断为脂肪肝。简单地说，就是肝脏内的脂肪超过了正常范围。

得了脂肪肝有什么表现？可能会出现乏力、食欲减退、嗳气、腹胀、肝区饱胀感等，部分人群会有恶心、呕吐、肝区或者右上腹隐痛的症状，有的女性出现闭经。脂肪肝可以通过腹部超声或者 CT 诊断。

二、脂肪肝形成原因有哪些

①因为长期服用抗生素、避孕药、抗肿瘤药以及激素类药物引起；②原发代谢性疾病引起，比如糖尿病；③长期饮酒；④营养过剩，就是我们平时看到不节制饮食，经常暴饮暴食的肥胖人群；⑤妊娠；⑥营养不良，比如贫困地区的食不果腹人群，或者上文中提到故意节食减肥的王女士，都容易患营养不良性脂肪肝。

三、为什么节食减肥会得脂肪肝

首先，长期节食减肥的人，摄入食物的量不足，不能满足人体需要，机体处于营养不良状态。淀粉类物质摄入不足，机体不能获得足够的能量物质：葡萄糖，低血糖刺激交感神经，动员贮存在体内的脂肪来供应能量，造成血液中游离脂肪酸增高；其次，脂肪代谢过程中需要脂蛋白转运，脂蛋白合成又需要蛋白质和必需脂肪酸，过度减肥的人脂肪和蛋白都摄入不足，无法合成充足的脂蛋白，血液中的脂肪酸不能正常转运，导致脂肪酸沉积在肝脏内，引起营养不良性脂肪肝。有资料显示，非洲部分贫困地区的儿童，因为物产匮乏，主要以素食如白薯为主食，很少进食蛋白质和脂肪类食物，会出现脂肪肝。上文中的王女士是故意节食减肥，只吃少量素食，进食情况如同这些儿童，所以结果也一样。

四、如何避免节食减肥导致脂肪肝

苗条的身材是大部分女性的追求，减肥的过程中，节制饮食是必须的，但是也要有度，饮食尽量做到荤素搭配，满足机体正常生理需要。同时配合适当地锻炼，因为只控制饮食，虽然能瘦，但是肌肉松软无力，如果配合锻炼，肌肉结实紧密，身材会更有型。

本想减肥，却减掉了"烦恼丝"，该怎么办

减肥是女性永远的主题，下至中小学生，上至白发老人，都乐此不疲。可是有些减肥的女性，却悲催地发现，体重计上读数是小了些，但是满头青丝也变少了，虽然头发被称为烦恼丝，但是脱发更让人烦恼！

是所有减肥的人都脱发吗？还是只有一部分人脱发？这些人为什么会脱发？如何纠正减肥引起的脱发呢？

一、所有减肥的人都脱发

答案是否定的。如果你采用的是运动减肥，选择适合自己的健身方式，如篮球、健身操、瑜伽、慢跑、快走等锻炼，坚持一年、两年、十年……你会得到理想的体重、满意的体形、健康的身体，头发浓密，不易生病。锻炼可以减掉肥肉，增加肌肉含量，使得体脂率下降。就是同样体重的人，体脂率高的人看起来要比体脂率低的人更胖，因为同等重量，脂肪的体积是肌肉体积的三倍，你想象一下500g棉花和500g铁放在一起比较，棉花疏松膨胀体积大，铁块紧凑致密体积小，运动减肥的人，就是体重不减，也会看起来比以前苗条紧致许多，就是体脂率变小的原因。

二、哪些减肥人群会脱发

减肥导致脱发的，主要是采用节食减肥的人群。好多女性口中喊着减肥，但是又因为各种原因，比如工作忙没时间，或者没有合适场地之类的

原因不去运动，就采用了一种自虐的减肥方式：节食。而且自我安慰说，胃嘛，饿饿就小了，对肉类食物，更是畏之如虎。素食确实能瘦，比如某著名主持人十年坚持吃素，身材保持得很好。但是如果不顾自己身体的需要，过度节食减肥，脸色蜡黄、头晕、脱发、月经量少甚至闭经的问题都会找上门来。医学上认为每人每天正常掉头发在 100 根以下，超过 100 根就属于脱发，部分节食减肥的女性会发现，自己的头发脱得好厉害，梳头掉一把，洗头掉一团，都和节食相关。

三、节食减肥为什么会脱发

1. 营养不良。头发的主要成分是角质蛋白，节食减肥的人基本不吃肉食，蛋白质摄入不足。另外，节食的人微量元素和维生素摄入也不足，比如铁元素缺乏也会导致脱发。从中医学观点来看，发为血之余，就是气血有余才能濡养头发，节食时，食物摄入不足，生成的气血肯定优先供应重要的脏腑和器官，气血不足，自然会脱发。

2. 内分泌失调。关于减肥的问题，好多人急于求成，恨不得一个月减掉 15kg，漂亮衣服穿上身。减肥时，如果减得太快，容易出现内分泌失调，比如有的女性出现闭经，有的女性则因为内分泌失调，雄激素分泌多，引起皮脂腺分泌旺盛，头皮爱出油，导致脂溢性脱发。

四、如何纠正节食减肥引起的脱发呢

既然脱发的原因是节食，所以荤素搭配、营养均衡饮食是治脱发的良方。

成年人每天应该摄入一袋牛奶、一个鸡蛋、一两到三两的肉类（包括鱼、虾、鸡、猪、牛、羊肉等）。还要有充足的碳水化合物（面条、大米、面包等），蔬菜和水果，才能满足身体的需要。

对于减肥的女性来说，每天吃饭的总量可以少，但是饭菜的种类应该尽量丰富一些。而且要进食适量的肉类，比如上文提到的某主持人结婚后为了怀孕，为了宝宝健康也开始吃荤。荤素搭配的饮食，加上每天坚持适量的运动，你的减肥计划肯定能梦想成真。

仗剑走天涯，你的葫芦里要带什么药

最近，网上的两张图片着实吸引人眼球，一张题为"曾经梦想仗剑走天涯，后来作业太多就没去"；一张题为"曾经梦想仗剑走天涯，因太胖取消原计划"，前者是少年的无奈，后者是胖人的辛酸。

作为一名医生，我关心的不是图中传递的无奈与辛酸，而是认真思考，如果真走天涯，需要带什么药出门。

相信很多人在年少时都有仗剑走天涯的梦想，设想中残阳如血，黄沙漫天，青丝如瀑，身姿挺拔，纵横江湖，快意恩仇，这样逍遥的日子谁不想过。好吧，少年，走吧，带上你的宝剑出门去，慢着，想想还得带什么？武侠剧中，那些大侠除了宝剑，还需带个葫芦！惩强扶弱、除暴安良，难免刀光剑影、皮开肉绽、血肉横飞，曲终散场之时，总有高人解下身上的葫芦，从里面倒出几粒神奇的丹药，一半让伤者服下，一半研碎敷在患处，本来就剩下半条命，过几天就活蹦乱跳又出来行走江湖。问题来了？葫芦里到底装的什么？

一、解密药物"白及"

白及的出处是现存最早的中药学著作，大名鼎鼎的《神农本草经》，应用历史已有两千余年，内服外用都有止血效果，《本草纲目》中记载："流鼻血用白及外涂，并内服 3g，血立止；打跌骨折，酒调白及粉末 6g 内服；刀斧伤损，白及、煅石膏等份，为末，外敷，也可收口。"医学研究用动物来做实验，给动物的胃造成很小的孔洞，给动物灌服液体，液体会从胃的孔洞漏出，另外一只动物的胃也造成同样的孔洞，先灌服白及粉，然后再灌服液体，可以看到白及会堵在破损的地方，修复创口，液体不会漏出。现代研究也发现白及对胃出血、肺出血都有很好的止血作用，可以抗结核，并且修复空洞型肺结核在肺上形成的空洞，对于外伤出血，白及也有很好的止血作用，并能敛疮生肌，促进伤口尽快修复，同理也可外用于手足裂口和肛裂等疾病。

二、解密药物"三七"

大名鼎鼎的三七出处是《本草纲目》，也就在明代时才开始广泛应用，所以问你一个问题，如果你生活在大唐盛世，想仗剑走天涯，葫芦里能带三七吗？答案肯定是否定的，因为那时候三七还不为世人所知，你的葫芦里要带白及。三七具有很好的活血、止血、止痛功效，所以最开始是在军队中流行使用，之后传入民间，在冷兵器时代，打仗时受伤流血、骨断筋折是常事，三七能迅速止血，对局部淤血又有活血作用，能提高人对疼痛的耐受值，不会因疼痛而昏厥，从而在战场上保全性命，实在是行军打仗，仗剑走天涯的必备良药啊。

三、解密药物"乳香、没药"

没听说过吗？不是你才疏学浅，实在是这两味药不是本土产品，而是原产于非洲的索马里、埃塞俄比亚等地，是地道的舶来品，当初乳香、没药是作为宗教用的焚香进入中国的，在漫长的使用历史中，人们发现它们的医用价值。乳香是橄榄科植物乳香树及其同属植物的树脂，没药是橄榄科植物没药树及其同属植物的树脂，气味浓烈，能活血、行气止痛、消肿生肌，历来是伤科要药，治疗跌打损伤，淤血肿痛，功效非常好。

四、解密药物"麝香、马钱子、川乌等"

能放到葫芦里的药太多了。别被《甄嬛传》洗了脑，以为麝香只能堕胎流产，麝香具有很好的活血止痛效果，用于伤科，内服外用都有效。如果不知道，回家看看你奶奶膝盖上贴的麝香虎骨膏。马钱子又被称为牵机药，服用过量会让人四肢抽搐而死，风流皇帝南唐后主李煜即死于马钱子中毒，就是写"春花秋月何时了"那位。马钱子用得适量，止痛有奇效，伤科必备。川乌，有大毒，古人曾经把它的汁液涂在箭头上杀人，但是川乌又有很好的止痛效果，古人用它来做麻醉药，也可用于伤科。

总之，葫芦里能带的药太多太多，一言难尽，不说了，我现在去做药，你现在去磨剑，明天一起出发走天涯……

天街小雨润如酥，草色遥看近却无

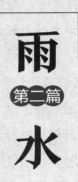

第二篇

雨水

> ### 春夜喜雨
>
> 【唐】杜甫
>
> 好雨知时节，当春乃发生。
> 随风潜入夜，润物细无声。
> 野径云俱黑，江船火独明。
> 晓看红湿处，花重锦官城。

雨水东风起，伏天必有雨。雨水落雨三大碗，大河小河都要满。

雨水是二十四节气中的第二个节气，也就是每年公历的 2 月 18 日前后，太阳到达黄经 330°的时候。

我国古代将雨水的十五天分为三候：一候獭祭鱼；二候鸿雁来；三候草木萌动。

《月令·七十二候集解》中记载："正月中，天一生水。春始属木，然生木者必水也，故立春后继之雨水。且东风既解冻，则散而为雨矣。"那么对应在人体，肝属木，肾属水，水能生木，肝肾同源。《易经》云"天一生水，地六成之"，水作为生命之源，又隐藏着什么样的秘密呢？

雨水之水天上来，人身之水喝进来，有些人喝水都喝不对，这可怎么办？

天水降为雨，人身之水降为津液（大肠主津、小肠主液），天水不降，大地干涸，人身之水不降，大小肠干涸，从而导致便秘，你周围的人便秘么？

云聚出雨，水聚成痰，雨水落雨三大碗，人身之水要不能排除，可就变成三大碗痰了，你是不是个痰多的人呢？

早起空腹喝一杯水养生，这个做法有错吗

王女士四十有六，虽然步入中年。爱美之心却不减当年，美其名曰

"不忘初心"。她听说,晨起空腹喝一杯凉白开,既稀释血液,又能帮助排毒。健康、养颜一举两得,何乐而不为呢。于是就爱上了这杯"神仙水",五年来,孜孜不倦的坚持着。

某日同学小聚,彼此嘘寒问暖,更有少年闺蜜,久别重逢,喜悦自不待言,然而闺蜜一句话,却让自己闷闷不乐。闺蜜说,你的鼻子怎么了,可不像以前那么白嫩。王女士赶紧揽镜自照,果然鼻头隐隐发黑。正好王女士经常感到胃部胀满,尤其受凉或者稍吃冷食,状况更加严重,于是来门诊就医。

我简单询问了病人的情况,看了舌脉。了解到王女士有晨起喝一杯凉白开的习惯,病因已是了然于胸。我直截了当地对她说,你这杯水喝得不对。王女士吃惊地瞪大了眼睛,难道喝水也有错吗?

喝水没错,关键看你怎么喝,何时喝?喝对了晨起一杯水,对身体大有裨益。喝错了,也会伤害身体。

早上空腹喝水的益处如下:首先,及时补充水分,经过一夜睡眠,人体通过皮肤蒸发、呼吸、尿液排泄,丧失 300 ～ 600mL 的水分,血液变稠,喝水可以起到补充水分,稀释血液的作用,能预防心肌梗死,脑血栓之类的疾病。其次利于排便,晨起喝水可以冲刷胃肠,刺激胃肠蠕动,湿润肠道,预防便秘。最后,可以美容养颜,饮水滋润皮肤,促进大小便排出,体内代谢废物随之排出,所以有美容作用。

就王女士而言,喝水没错,但是要"与时俱进",夏天炎热,晨起可以喝凉白开,但是春秋天气已冷,人体喜暖不喜凉,尤其到了冬天,更是要慎喝凉白开。

中医讲究天人相应,阳气就像太阳,晨起太阳初升,气温不高,人体脾胃阳气也开始升发,像一个小火苗一样,中午太阳光耀眼,温度高,脾胃阳气在一天中也是最强。早上阳气初升,这个时候喝一杯温热的开水确实有益,但是如果喝一杯冰凉的水,脾胃初升的阳气就会受损。王女士就是因为这杯水,造成脾阳虚,内有寒湿的结果。寒湿就是冬天她喝下去的那些凉水,所以会经常胃胀不适。

听了这些解释，王女士恍然大悟。接着问，脾阳虚和鼻子发黑有什么关系。我进一步解释，根据全息理论，人体的每个局部都是整体的缩影，你看足疗图，脚底的穴位和全身脏腑器官相关，而面部也是如此，《黄帝内经》中记载，额头与心对应，左脸颊对肝，右脸颊对肺，下颌对肾，中间的鼻子则对应脾胃。你坚持喝凉水伤了脾阳，所以鼻头会隐隐泛黑。

我建议王女士，早上喝水可以在刷牙后，吃早饭前 15 ～ 30 分钟的时候，尽量要喝温开水，冬天时，水温还要更热点，才是正确的方式，听了我的话，王女士心悦诚服，说以后喝水也一定要做到"与时俱进"。针对她腹胀的问题，我开了温胃、化湿、行气的香砂养胃丸，调养一段时间后，王女士不再腹胀，泛黑的鼻头也恢复了白嫩。

孕妇便秘蹲坑五十分钟，老公陪蹲，便秘到底怎么办

曾经看过一期综艺节目，里面讲述了这样一个故事：一位怀孕 6 个月的孕妇，因为便秘，每天蹲坑 50 分钟，而且逼着老公陪蹲，老公在陪蹲过程中睡着了，孕妇就把他打醒，认为老公不关心她，要求离婚，我们今天不讨论女人在孕期心理变化，而是关注节目中谈到的便秘问题，孕妇是便秘的常见人群，除此之外，小孩、老人也是便秘的高发人群，便秘到底怎么办？

一、小儿便秘

日常生活中，引起小儿便秘有以下两种常见原因：第一，是没有正确排便习惯。早上是排便最佳时间，所以从小儿开始，家长就应该训练孩子早上排便的习惯，这个习惯可以受益终生。早上起来，让孩子去蹲盆，如果快点拉出来有奖励。训练一段时间，孩子自然形成早上排便的好习惯。第二，是小儿饮食习惯不好，许多小儿不喜欢吃蔬菜，在平时的饮食中摄取的纤维素较少，爱吃肉，平时很少喝水，体内缺少水分，容易引起便秘。

所以家长要注意调节孩子饮食，不能溺爱孩子，由着孩子的性子吃东西。每天要吃够一定量的蔬菜水果，保证膳食纤维的摄取，因为纤维素进入人体后可以刺激肠道壁，加快肠道蠕动，而且吸收水分，增大粪便体积，有助于排便。

二、孕妇便秘

曾经有人做过调查，孕妇便秘者占到怀孕人群的8%，所以孕妇便秘也是常见的情况。上文中提到的孕妇即是如此。

孕妇便秘有以下原因：①怀孕后增大的子宫压迫肠道，是便秘的主要原因；②体内分泌的孕激素升高，使得胃肠道肌力减弱，蠕动变慢，引起便秘；③还有的孕妇因为保胎的需要，运动量减小，甚至卧床休息，在床上大小便；④有的孕妇挑食，吃菜少，或者嗜食辛辣；⑤有的孕妇大量补钙也会导致便秘，因为钙进入肠道后会抑制肠蠕动。对于孕期便秘我们可以采取食疗的方法，比如多吃菌类（鸡腿菇、口蘑、茶树菇等），每100g菌类纤维素含量都在10g以上，香菇、平菇也比一般蔬菜纤维素含量高。多吃芝麻，每100g芝麻的纤维素含量有14g，从中医学来说，芝麻能补肾，还能润肠通便。每100g紫菜纤维素含量有27.3g。主食方面选择玉米和豆类，它们的膳食纤维含量也高，有通便的作用。另外，红薯纤维素含量高，是普通米面的10倍。

三、老年人便秘

老年人便秘的原因有三点：①老年人因为腿脚不便，活动量小，胃肠蠕动本来就差，容易引起便秘；②年纪大，脾胃虚弱，进食量小，所以形成的粪便也少，不足以刺激肠道引起便意；③有的老年人长期服药，比如安定、降压药、抗抑郁药物等，都会引起便秘。

老年人的便秘从中医学来说，一般属于气虚便秘，年纪大，阳气虚弱，推动无力，所以便秘。

对于老年人便秘，推荐医圣张仲景的蜂蜜栓，把蜂蜜加热，去掉一部分水分，搓成直径 1cm，长 3cm 的栓剂，外用。如果不会做，网上有示范操作。而且一些购物平台也有销售，每天早上用比较好，塞到肛门里，大概 20 分钟起效。

蜂蜜栓比口服蜂蜜效果好，无不良反应，通便效果好，使用一段时间后能让人体形成一个正确排便习惯，每天早上有一次大便。蜂蜜栓不仅适合于老人，也适合小儿、孕产妇以及身体虚弱的人治疗便秘。

当然了，如果上述的办法不能解决您便秘的问题，还是要到正规医院，让医生根据您个人的情况，做出合理治疗和处理。

这位肛肠科大夫每次排便时间两分钟，您在马桶上要待多久

世界卫生组织曾经提出用"五快"来衡量一个人的身体健康状况，"五快"分别是：吃得快、睡得快、便得快、说得快、走得快。"五快"在一定程度上反映了一个人的思维、四肢、免疫和消化功能，我们今天讨论的就是便得快。

一位肛肠科大夫，每次去厕所大便仅需 2 分钟，问他为啥这么快，他说：因为每天给病人做痔疮手术或肛肠肿瘤，深知这些疾病的痛苦，害怕得病，而便秘排便时间延长就是产生这些疾病的重要原因，所以他严格控制排便时间，真可以说是一位"便得快"的典范。

便秘是很多人都存在的问题，可以说它是一种疾病，也可以说是一种症状，主要表现：排便次数减少，每周的排便次数少于 3 次，大便干燥，排便费力，单次排便时间超过 30 分钟。便秘有器质性便秘和功能性便秘，器质性便秘就是因为腹腔、肠道、肛门内出现了器质性病变，阻碍或影响了粪便的正常通过和排出，因而发生的便秘。比如结肠癌、结肠息肉、腹腔巨大肿瘤引起便秘，这样的疾病，需要治疗原发病。而一般人群的便秘主要是功能性便秘。所谓功能性便秘就是排便的生理功能因为一些原因发生了失调或紊乱，不能正常地把粪便排出体外。

正常人排便时间应该在 3 ～ 10 分钟，可是现代很多人都超出了 10 分钟，排便时间延长的人比比皆是，成为便秘患者，仔细考究，除了大家所熟知的吃蔬菜水果少、纤维素摄入不足，以及运动少、胃肠蠕动慢以外，还有以下几个原因。

一、排便时不能一心一意

排便时玩手机、打游戏、看书、读报纸都会分散注意力，有便意时就会错过，人为地引起便秘，排便时间延长，而时间延长更无聊，继续看手机，又错过下一次的便意，形成恶性循环，所以不能带手机、报纸进厕所，排便时一定要一心一意，短平快地解决问题。

二、没有好的排便习惯

最好的排便时间在早上。按照中医子午流注的理论，一天 24 小时，每两个小时为一个时辰，每一个时辰都对应一个脏腑，早上卯时就是早晨 5 ～ 7 点，这个时候是大肠经当令，是大肠工作的最佳时期，也是排便的最佳时间。因为经过一夜消化，食物残渣已经产生，如果早上没排出，危害是：①会产生毒素，而且时间拖越久，产生的毒素越多，毒素重新进入血液，影响身体健康；②肠子会吸收大便中的水分，大便慢慢在肠子里干结，变得干硬难以排出。从西医学来说，早上起床时起立反射会引起排便，有的人可能早上起床便意不强，可以早饭后排便，因为人体有胃结肠反射，就是我们早饭后，吃饭可以刺激结肠蠕动，引起排便。但是现代人熬夜睡得晚，早上起来像打仗一样赶时间，起立反射被抑制，很多人不吃早饭，胃结肠反射也没有发挥作用，从而成为便秘患者。

三、工作压力大

当人的工作压力大时，导致精神过度紧张，支配内脏器官蠕动的交感神经兴奋，交感神经兴奋能抑制胃肠蠕动，使蠕动速度减慢，因此粪便在大肠中滞留时间过长，水分被过多吸收，形成便秘。工作压力大时，人体内相应的激素分泌增多，也会使胃肠蠕动减缓，引起便秘。而且事物繁忙时，有便意忍着，错过便意，也容易便秘。从中医来说，压力大，情绪紧张属于肝气郁结，气机不畅，会引起便秘。中医学叫作气郁便秘，用一些疏肝理气的药物来治疗。

能够做到不熬夜，早上有时间上厕所，排便时一心一意，缓解工作压力，有便意时及时解决，如此才能成为"便得快"的人。

白富美的难言之隐怎么办

乔经理就职外资公司，年方三十，是真正的白富美。工作上安排得井井有条，事业上蒸蒸日上。同事们对这样一位美女佩服有加，就连以苛刻著称的德国上司，对她的业绩也是赞不绝口。

乔经理事业上一帆风顺，可是也有难言之隐。因为工作关系，她常常出差、开会、做报告、洽谈客户，甚至在国外飞来飞去。这时候乔女士往往苦不堪言，因为嗓子里不停分泌痰液，几乎每五分钟就有一口稀白的痰液涌上喉头。需要去卫生间吐掉，不方便时就悄悄吐在手纸上。而且她最近还经常感冒，身体容易疲倦。

在工作场合，空调开放，室内温度相对较低。作为职业经理人，自然特别注重自己的仪容仪表。明明感觉到冷，又不好意思在外面加个厚点的外套。冷风嗖嗖，穿得单薄，时间长了自然生病。为了事业，真是撸起袖子加油干啊，可是恰恰忽略了自己的体质，是应该放下袖子多保暖。

看着坐在我对面的乔女士，既对她美丽的容貌点赞，又对她工作的态度由衷佩服。但是，作为医生，我必须对她的健康负责，我认真倾听了她的诉说，做了中医的体质辨识。原来她是阳虚体质，阳气亏虚，体内水液代谢失常，产生痰液，就是中医学说的痰饮证。这和她经常处于温度较低的场合，又没有注意保暖有很大关系。

乔经理听了，一头雾水，阳气虚？痰饮证？我耐心给她解释，中医学有阴阳理论，《黄帝内经》中说："阳气者，若天与日，失其所则折寿而不彰。"简单来讲，阳气就像太阳一样，温暖全身，阳气也像发电机，产生动力，可以推动气血运行，也推动体内水液运行。天气多云，光照不好，气温下降，阳气不足，乔经理会出现身体怕冷的情况，阳光普照，地上的水也会蒸发得快，总是阴天，地上的积水就干得特别慢；同理，阳气充足，体内水液代谢正常，阳气不足，体内水液代谢失常，就会产生痰，痰液停留在肺部，表现为源源不断的稀白痰需要咳出。

乔经理又问，体检时血常规显示血象正常，透视没有问题，排除肺部感染，西医大夫说没病。我回答："中医和西医是两套完全不同的理论体系，都是疾病，中西医认识的角度不同，诊断治疗也有所差异。西医诊断疾病，化验检查是重要依据，比如像您这样的患者，化验血常规要看到白细胞计数升高，胸片看到肺部的纹理增粗才能诊断肺部感染。但是科学技术手段毕竟有限，有些细微的身体改变，现在的化验检查，还不能查出，这并不代表病人没病。中医诊断疾病，检查结果要看，同时也注重病人的症状，检查结果正常，病人不舒服，有症状，也诊为有病。像乔经理这样，怕冷、痰多、易感冒、舌体胖大且边上有明显的齿痕、舌苔白而水滑、脉沉滑，就是中医的痰饮证。"

我给乔经理用了医圣张仲景的苓桂术甘汤加小青龙汤，温阳化饮，健脾利湿，并在背部督脉穴位与足太阳膀胱经的背俞穴上用温热药穴位贴敷，调治三周，乔经理的稀白痰基本消失，终于可以安静地开完一场两小时的会，不用去厕所吐痰，也不需要手纸了。

乔经理听从我的建议，每天坚持晒太阳，并跳一小时肚皮舞来锻炼身体，慢慢身体强健，时常骚扰她的感冒也离她而去。

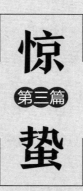

惊蛰

第三篇

微雨众卉新，一雷惊蛰始

秦楼月·浮云集

【南宋】范成大

浮云集，轻雷隐隐初惊蛰。初惊蛰，鹁鸠鸣怒，绿杨风急。

玉炉烟重香罗泊，拂墙浓杏燕支湿。燕支湿，花梢缺处，画楼人立。

惊蛰云不动，寒到五月中。惊蛰刮北风，从头另过冬。

惊蛰是二十四节气中的第三个节气，一般从每年公历的 3 月 6 日前后开始，此时地球已经达到太阳黄经 345°。

我国古代将惊蛰的十五天分为三候：一候桃始华；二候仓庚（黄鹂）鸣；三候鹰化为鸠。

蛰虫惊醒，天气转暖，渐有春雷，万物生长，九九艳阳天，阳气始升发，万物生机盎然，人类活动也随之发生变化，一阳生，二阳长，三阳开泰，冬去春来，阴消阳长，是为吉亨兴盛之象，应当乘风而长，顺应自然，一旦违背自然规律，那可是天大的损失。

惊蛰乱吃安宫牛黄丸，不能养生还会折寿，药店引出的天大闹剧，你知道吗？

蛰虫惊醒，一派生机，可蛰虫有好有坏，毒虫惊醒可得注意，你对毒虫了解多少？

错服安宫牛黄丸真是要人命

年后，除了在大街小巷的药店和小区里听到、看到各种惊蛰要吃安宫牛黄丸的广告外，搜索网店也发现，1 颗 3g 的安宫牛黄丸最贵售价卖到了 560 元。但是，今天我要告诉您，安宫牛黄丸如果不对证服用，可能会加重病情，危及生命。

一、前世今生

安宫牛黄丸是药中贵族。出自清代温病学家吴鞠通（1758—1836）所著《温病条辨》，后世医家用其拯危救急，屡起沉疴，声名显赫。至今依旧在危急关头，发挥疗效，屡立奇功。2002年5月，中国香港某女主播在英国遭遇车祸致深度昏迷，曾一度被当地医院宣布死亡，100天后，是北京宣武医院把她从死神手中抢救回来，主治医生坦言，在救治过程中，安宫牛黄丸功不可没。

二、真实身份

安宫牛黄丸由黄连、黄芩、栀子、郁金、朱砂、雄黄、牛黄、犀角、珍珠、麝香、冰片、金箔组成。其中天然牛黄、犀角、天然麝香价格昂贵，得之不易，因此安宫牛黄丸一出世便注定了高贵的身份，俨然贵妃再世，"回眸一笑百媚生，六宫粉黛无颜色"。1993年后，为了保护野生动物，制药所需犀角，用水牛角代替，更使1993年前生产的安宫牛黄丸身价倍增，加上商家炒作，名声大噪。

三、功能主治

安宫牛黄丸，功用清热开窍、豁痰解毒。用于温热病，热邪内陷心包、痰热壅闭心窍、高热烦躁、神昏谵语、中风昏迷及脑炎、脑膜炎、中毒性脑病、脑出血、败血症见上述证候者。方中大部分药物药性寒凉，能清热泻火、凉血解毒，同时本品处方中含麝香，芳香走窜，有损胎气，孕妇慎用。朱砂、雄黄有毒，不能久服。

四、急救有神功

古人用于治疗高热、神志昏迷、中风、不省人事有"凉开三宝"。即中成药安宫牛黄丸、紫雪丹、至宝丹。三方均有清热醒神的功效。古人云："乒乒乓乓紫雪丹，糊里糊涂牛黄丸。"就是说发高热抽搐用紫雪丹，发热、中风、神志昏迷说胡话用安宫牛黄丸。安宫牛黄丸用于高热（如流脑、乙脑、重症肺炎等病引起）、中风脑病属热性病证时能力挽狂澜，挽救生命。本药是处方药，寻常百姓无法准确判断病证的寒热，必须在医师指导下分清寒热虚实，方能对证下药，否则可能会雪上加霜。

五、绝非保健品

随着生活水平提高，大家更加注重身体健康。各种保健品应运而生，商家夸大其词，推波助澜。但是，安宫牛黄丸绝非保健品，甚至不是普通的药。它能在生死存亡之际发挥奇效是因为对证。如果不对证，可能会加重病情，危及生命。身体虚弱的普通人，服用药性寒凉的安宫牛黄丸可能会引起腹痛、腹泻。安宫牛黄丸里面含有朱砂、雄黄等有毒中药，常服、久服会导致汞中毒以及砷中毒。寻常百姓，即使有经济能力，也不必家中常备安宫牛黄丸。因为其中含有黄芩、黄连、栀子、郁金等植物药，也有保质期，服用过期药品对身体有害。

六、预防中风

商家宣传：惊蛰服用安宫牛黄丸可以预防中风。具有医学常识的人都知道，中风的发生是综合因素的结果。如高血压、高血脂、高血糖等，如精神压力大、烟酒等不良嗜好、不爱运动、突发事件刺激等。所以，预防中风应该从改变生活习惯，进行疾病（如高血压、糖尿病等）管理诸多方面入手，又岂是服用一颗安宫牛黄丸就能万事大吉，而且中医要辨证用药，同样是中风昏迷，热性病证能用安宫牛黄丸，寒性病证则不得使用，用了会加重病情。

七、预防上火

商家宣传：惊蛰服用安宫牛黄丸可以防上火。春季万物复苏，阳气升发，个别体质偏热病人可能会有口干舌燥、头晕等肝火上炎表现，此时可以多吃蔬菜，食用雪梨、银耳等寒凉性质食物清热养肝，泡服菊花、决明子之类的药材来养肝阴、清热。服用大苦大寒的安宫牛黄丸是应了那句俗语：杀鸡用了宰牛刀。现代人因为多吃少动的生活方式，部分人体质偏虚、偏寒，老年人阳气不足，更是虚寒体质偏多，这样的人惊蛰服用安宫牛黄丸，无异于让初升的阳气接受冰桶挑战，从经济上来说是浪费钱财，从健康上来说是损伤阳气，实在是有百害而无一利。

八、敬告患者

家有病人，需要听从正规中医师指导，对证用药。切莫片面听信商家，安宫牛黄丸绝非包治百病的灵丹妙药。关注健康，了解医学常识，疑难问题咨询医师，切莫自作主张，方是养生之道。

药店卖药的女儿尽孝心，
买安宫牛黄丸给父亲保养，导致老父亲下不了床

2016年3月中旬，两个家属搀扶着一个年迈的老人来看病，老人女儿叙述父亲腿软无法行走，到底是什么原因呢？

老人姓刘，已79岁高龄。身子骨一向硬朗，经常不听劝阻，骑自行车外出闲逛。两个月前，不幸骑车摔倒，导致左侧髂骨骨折。到骨科治疗，大夫说老人年纪大了，骨折也不是很严重，不需要做手术，只需要在床上卧床静养，配合药物治疗即可。因此老刘在床上静养两月有余，病情好转，骨头渐渐愈合。老刘也能试着下地走路锻炼了。谁知道，就是此时出了问题。

老刘女儿在药店打工，惊蛰到了，每天听着药店的广告：惊蛰要吃安宫牛黄丸，能预防心脑血管疾病，有病治病，无病预防保健。女儿善良孝顺，就想着老父亲年纪大了，这次骨折又受了这么多罪，吃安宫牛黄丸对父亲身体有益处。于是花大价钱买了四颗安宫牛黄丸。谁知道事与愿违，父亲一天一颗安宫牛黄丸吃下去，连吃四天，本来之前看着好转的老人，腿软得竟然起不了床了。

女儿奇怪，安宫牛黄丸是保健品，为什么本来能下地活动的老父亲，吃完以后不见效果反而腿软不能走路了？

我看老刘脸色苍白，就让他做了一个血常规化验，结果显示贫血，9g的血色素。我对老刘及他女儿说，79岁的老人，一般都是肝肾不足，这次受伤骨折，肝主筋，肾主骨，骨折更是损及肝肾。在床上躺了两个月，久卧伤气、活动受限、胃口不好、进食不佳，更是气血两亏。老刘的表现是乏力、没精神、食欲差、怕冷，从中医学来看是一个明显的虚证，中医讲究补泻，虚则补、实则泻，老刘应该用补药，比如补气的人参，补血的阿胶，补肝肾、强筋骨的杜仲、牛膝一类。怎么可以用大苦大寒，治疗实证、热证的安宫牛黄丸，这根本就是南辕北辙，所以女儿买的安宫牛黄丸不仅没起到保健作用，反而让肝肾不足、气血两亏的病人雪上加霜，本来老刘已经能够下床活动了，结果吃完药，腿软无力不能下床，又成了卧床的病人。我给老刘开了补气血的十全大补汤，加了杜仲、牛膝等补肝肾、强筋骨的药物，调养了两周以后，老刘说他乏力、精神差、腿软的症状好多了，可以下地活动了，我又和他的女儿强调了一次，以后不要轻易听信广告，随意买药给年高体弱的父亲吃。

近几年来，出于商业炒作目的，惊蛰吃安宫牛黄丸可以延年益寿、可以预防心脑血管疾病等言论愈演愈烈，甚嚣尘上，一到惊蛰节气，街边大小药店高音喇叭不停宣传，而且以孝道为吸引人的噱头，好像给父母买了安宫牛黄丸就是尽孝，全然不顾里面蕴含的风险。

下面就从老年人的体质和安宫牛黄丸两个方面来看看，儿女随便给老人买安宫牛黄丸服用是不是正确。

从老年人的体质来说，一般都是偏寒、偏虚的体质，我在门诊经常看到很多老人冬天穿成大棉包，薄秋衣、厚秋衣、毛衣、毛背心、大衣，里三层外三层的。一问饮食，不能吃寒凉的食物，吃了会腹痛或者腹泻。年纪大了，精力肯定不如年轻时充沛，身子骨也不像年轻时硬朗，受风寒会感冒，关节疼痛，经常腰酸背痛，进食量也减少。

从安宫牛黄丸的组成来看，里面没有一味能够补虚、益寿延年的药材，植物药有苦寒的黄连、黄芩、栀子、郁金、冰片，动物药是牛黄、犀牛角（现用水牛角代替）、珍珠，都是苦寒清热解毒的性质，脾胃寒凉的人服用后可能会引起腹泻。麝香开窍醒神，不适合补虚，朱砂成分为硫化汞、雄黄成分为二硫化二砷，两味药有毒，除非必要，不可服用，更不能当作保健品。

安宫牛黄丸作为一种苦寒清热、化痰开窍的中成药，如果用于高热、神志昏迷等热证、实证时，可以发挥治病救人的作用，而用于虚证、寒证时只会雪上加霜，甚至会导致病人死亡，给本来就年高体弱、肝肾亏虚、气血不足的老人当作保健品来服用，更是违反中医学的原则。

还有一种论调是惊蛰阳气初升，要拿安宫牛黄丸来清火，其实阳气是人身之根本，怎可在初升之时，就拿苦寒的安宫牛黄丸像一桶冰水一样兜头泼下？如果春天有人易上火，吃梨，喝清肝火、养肝阴的菊花茶足矣，拿价格昂贵的安宫牛黄丸来清火，一是浪费钱财，二来又像拿大炮打蚊子一样小题大做，而且容易伤害身体。

又是一年惊蛰到，不知谁又乱吃药！

行走江湖须防五毒，五毒之蜈蚣解蛇毒、治面瘫、起阳痿

《神雕侠侣》是金庸先生的一部武侠力作，里面那些江湖儿女的侠义行为看得让人荡气回肠、热血沸腾，恨不得也仗剑走江湖，且慢，仗剑走江湖有一个考验：炸蜈蚣你敢吃吗？

书中这样描写："洪七公待蜈蚣炸得微黄，加上作料拌匀，伸手往锅中提了一条上来放入口中，轻轻嚼了几嚼，两眼微闭，叹了一口气，只觉天下之至乐，无逾于此矣。"杨过先是不敢吃，被洪七公激将，加上尝着确实美味，两个人把上百条蜈蚣吃下了肚。不敢吃炸蜈蚣，就别说敢走江湖。金庸小说并非杜撰，现实中确实有油炸蜈蚣这道菜，蜈蚣去掉毒性后油炸，确实是一道菜肴。

大家可能疑惑，蜈蚣有毒，怎么可以吃。一般来说，中医开具的蜈蚣都是经过开水烫后干燥加工，在炮制过程中，蜈蚣的毒蛋白酶大部分失活，而且煎煮中药时，高温也在继续去毒，口服后胃酸的水解也可以使毒性降低，所以中药复方中每天1～2条蜈蚣煎煮的用量是安全的。至于金庸小说中的洪七公，先把蜈蚣开水烫死，去掉头尾，又经油炸，所以毒性也是很小的，但是作为非武林大侠的我辈俗人，还是不要一次吃几十条蜈蚣，毕竟我们没有洪七公和杨过的高深武功。

在中国传统文化里，把全蝎、蜈蚣、蛇、壁虎、蟾蜍并称为"五毒"。蜈蚣作为五毒之一，行走江湖的人确实不得不防。如果你行走江湖，不幸被蜈蚣咬伤，应该立刻挤出毒液，用肥皂水清洗伤口，如果病情严重，有全身症状，应迅速就医。

蜈蚣既是毒物，又是中医常用的治病良药。

"以毒攻毒"是中医在治病时的一种方法，就是用有毒的药物治疗毒邪内盛的疾病。比如很多治蛇毒药中都含有蜈蚣，利用了蜈蚣的毒性来以毒攻毒。行走江湖难免被毒蛇咬伤，被蛇咬后蜈蚣又成为治病良药，真是应了古人那句话，一物降一物。以毒攻毒的治疗理念，还体现在蜈蚣可以治疗癌症、肿瘤方面，癌症、肿瘤从中医学的角度认识，可以看作是毒邪结聚，蜈蚣可以通经络、散郁结、消肿毒，中医治疗癌症、肿瘤时常常在对证方药中使用蜈蚣。

蜈蚣具备良好的祛风作用，名医张锡纯的《医学衷中参西录》中记载这样一个医案：一人三十余岁，陡然口眼㖞斜，其受病之边目不能瞬，用全蜈蚣二条为末，以防风五钱煎汤送服，三剂全愈。文中提到的病人患了面神经麻痹这样的疾病，口眼㖞斜，从中医学角度来说是感受了风邪，使用蜈蚣与善于祛风的防风（每日2条蜈蚣、15g防风）配伍，三日即痊愈。

现代中医人还用蜈蚣来治疗阳痿，一般的认识是阳痿为肾虚所致，但是在肾虚的基础上，可能有瘀滞产生，蜈蚣药性峻猛，可以通络逐瘀，配合对证的补肾药可以达到通脉起阳的作用。

行走江湖须防五毒，
五毒之全蝎治破伤风，还能做菜吃

相信很多人在年少时都有仗剑走天涯的梦想，纵横江湖，快意恩仇，慢着，行走江湖听着潇洒，其实危险重重，比如"五毒"之危险，所以仗剑出门须谨慎。

在中国传统文化里，把全蝎、蜈蚣、蛇、壁虎、蟾蜍并称为"五毒"。民谣说"端午节，天气热，五毒醒，不安宁"，天气逐渐变热，这些毒虫活动频繁，防毒、防虫便成为日常生活的一部分。

五毒之一的蝎子腹部尾端末节有一根上屈呈钩状的毒刺，毒刺内有毒腺，含有透明无色的毒液，蜇伤人以后会引起剧烈的疼痛、抽搐、瘫痪，甚至死亡，世界上最毒的是以色列金蝎，一只以色列金蝎的毒液会让儿童或者体弱的老人丧命，所以行走江湖一定要防蝎子。

蝎子的视力很弱，所以一般在夜间出来活动，靠周围小昆虫活动时的空气震动来发现猎物。蝎子没有牙齿，主要靠唾液来消化食物。与人类世界不同，在蝎子中，雄蝎是弱者，身体瘦小，交配后雌蝎因疼痛变得暴躁，所以雄蝎要赶紧逃走，以防被雌蝎吃掉。蝎子怕水，因为蝎子的腹部两侧排列着气孔，离地面大约 1cm，如果水深超过 1cm，气孔被堵塞，蝎子就会死亡，如果走江湖遇到蝎子阵，不妨用水来抵御。

蝎子一般栖息于阴暗潮湿的石块、杂草、树叶中，走江湖时要避开这些地方，一旦被蝎子蜇伤，要在伤口上方，也就是靠近心脏的那一端，用带子绑紧，拔出蝎子的毒刺，用挤压的方法，尽量挤出带有毒素的血液，并及时去医院就诊。虽然蝎子危险性很大，但同时却有很大的药用价值，是中医常用的中药之一。

蝎子入药的历史悠久，首次出现蝎子入药记载的是宋代中药书籍《开宝本草》，书中如此论述：蝎出青州（青州位于山东半岛中部，按五行方位来说，东方属木，木为青色，故名青州），形紧小者良。宋代药物学家寇宗奭还介绍了一种制作伪劣药物蝎子的方法：今青州山中石下捕得，慢火逼之，或烈日中晒，至蝎渴时，食以青泥，既饱，以火逼杀之，欲其体重而售之也，用者当去其土。就是在蝎子饥渴时喂饲泥浆，增加重量，可见伪劣药物古已有之。

中医理论中有"介类潜阳，虫类搜风"的说法，就是说动物的甲壳比如龟甲、鳖甲、鲍鱼壳等可以平肝潜阳，虫类比如全蝎、蜈蚣、僵蚕等可以搜风通络，把潜藏在人体内的风邪祛除，用于风湿顽痹证，就是时长日久的风湿关节疼痛等病证。虫类搜风的含义还包括虫类药物能息风止痉，用于肝风内动的疾病，比如高热惊厥抽搐、破伤风引起的牙关紧闭、手足抽搐、全身痉挛的病证，山西省史氏中医（晋南·史全恩）家传方"五虎追风散"用治破伤风，疗效确切，"五虎"具体为：全蝎、僵蚕、蝉蜕、天麻、天南星。

其实仗剑走天涯特别容易受伤，比如被长剑刺伤、长枪穿透，这样深而窄的伤口特别适合喜欢厌氧环境的破伤风梭菌繁殖，诱发破伤风，所以走天涯的人既需要防蝎子蜇伤，必要时还需要蝎子救命。

蝎子还能吃？凡事皆有两面性，蝎子既是毒物，会对人的健康造成损害，用之得当，又是治病良药，甚至是餐桌美食，因为蝎子营养丰富，含有蛋白质、钙、磷等多种营养成分，油炸全蝎、醉全蝎、蝎子羹、蝎子饼……你打算吃哪个菜？既然敢仗剑走天涯，吃个蝎子却不敢？罢了，不走天涯回家去。

春分麦起身，一刻值千金

春分

第四篇

答丁元珍

【北宋】欧阳修

春风疑不到天涯，二月山城未见花。
残雪压枝犹有橘，冻雷惊笋欲抽芽。
夜闻归雁生乡思，病入新年感物华。
曾是洛阳花下客，野芳虽晚不须嗟。

春分不暖，秋分不寒。春分无雨划耕田，春分有雨是丰年。

春分，是春季九十天的中分点，也就是每年公历的 3 月 21 日前后，太阳到达黄经 0°的时候。分者，半也，这一天为春季的一半，故叫春分。

我国古代将春分的十五天分为三候：一候玄鸟至；二候雷乃发声；三候始电。

《春秋繁露·阴阳出入上下篇》中记载："春分者，阴阳相半也，故昼夜均而寒暑平。"又《素问·至真要大论》中记载："谨察阴阳所在而调之，以平为期。"《素问·四气调神大论》中记载："逆春气则少阳不生，肝气内变。"值此天地阴阳平衡时期，人的身体也一定要保持阴阳平衡，肝气条达，正如《素问·生气通天论》中所说："阴平阳秘，精神乃治，阴阳离决，精气乃绝。"

春分桃花开，桃花可是春分养生的好东西，你会用桃花养生吗？

春分阴阳相半，阴平阳秘，精神乃治，那酸碱平衡是不是也是这个道理，曾经红极一时的酸碱体质理论你听过吗？

春分万物以平为期，营养平衡值得注意，饮食结构更应该调整，狂吃海吃只吃肉，你怕是想离医院近一点。

姑娘用花朵减肥，却腹泻不止进医院

阳春三月，桃花盛开，她婀娜多姿、艳丽娇羞的身影，宛如少女，给人以无穷美感。诗经里"桃之夭夭，灼灼其华"的诗句，可以说是最早用桃花来形容女子的。在中国传统文化里，桃花有许多美好的寓意，无数文人墨客为此留下了许多不朽的作品。崔护的《题都城南庄》"去年今日此门中，人面桃花相映红。人面不知何处去，桃花依旧笑春风"就是脍炙人口，家喻户晓的一首。

"人面桃花"成为一个美好的典故，留给大家一种惆怅之美。其实，桃花除了诗，还有美容和治疗疾病的功效。当今社会，桃花面膜、桃花茶、桃花酒、桃花醋、桃花粥等应运而生。但是"人面桃花"美好的背后，也有伤人的一面。用之得当，艳若桃花；用之不当，面似黄叶。请大家听我细说利弊。

中医学认为：桃花味苦、平，有活血止痛、通泻大便、利尿消肿的作用。《神农本草经》中认为桃花可以悦泽人面，所以桃花也常用在美容养颜方面。现代研究发现：桃花中含有山柰酚、香豆精等物质，能扩张皮肤末梢毛细血管，改善血液循环，使面容细腻娇艳；桃花含植物蛋白，可以被皮肤吸收，抑制皱纹生长；桃花中含有多种维生素和微量元素，能防止黑色素沉积，有美白祛斑作用。

李时珍认为：桃花性走泄下降，利大肠甚快，用以治气实病人，水饮肿满、积滞、大小便闭塞者，则有功无害，若久服，则耗人阴血，损元气。翻译成现代白话就是：桃花会让人拉肚子，用在实证的病人身上，可以治疗痰饮、水肿、大小便不通的疾病，如果健康人长期服用，则会耗伤人的阴血，损害人的元气。

了解了桃花的功效。接下来谈一谈桃花如何美容养颜，能不能用来减肥呢？

桃花美容作用仅限于锦上添花，而不能雪中送炭。中医讲究治病求本，美容也是，谈到美白养颜，如果肤色不好，暗黄起斑，原因有可能是气血虚弱，必须补养气血，应该用人参、当归之类；如果是痰阻湿滞，应该化痰利湿，用陈皮、佩兰更佳；如果是气滞血瘀，不如用香附、三七。因此，美容不要跟风。毕竟健康第一，美丽第二。

桃花美容建议外用，可以洗面，也可以外敷。内服可能会引起剧烈腹泻，尤其是身体虚弱的人、脾胃寒的人不可服用。推荐一个面膜小配方：桃花、冬瓜仁、杏仁各30g磨粉，加蜂蜜水调成糊状敷脸，每晚一次。用前先在手臂内侧少量涂敷，检测是否过敏。

至于通过喝桃花茶、桃花酒来减肥，更要慎之又慎。我的门诊病人小胡是个爱美的姑娘，本来身体健康，但是对自己的身材过分苛求。听说喝桃花茶可以减肥，于是采了新鲜的桃花来泡茶喝，结果腹泻不止，最后严重脱水，面色蜡黄，在医院输液3天才恢复健康。这就是因为桃花有泻下的作用，其实排出的基本上都是水分。这样减肥有损健康，而且容易反弹，得不偿失。长期服用桃花还有可能干扰女性月经周期和内分泌，所以喝桃花茶减肥的方法不可取。

由此看来，桃花茶、桃花酒、桃花醋等，如果内服一定要适量、短期，没有把握可以咨询医师。至于桃花在治疗某些疾病方面的功效，更得听从正规医师。绝对不能自作主张，带来不必要的麻烦。

最后以风流才子唐伯虎的一首《桃花庵歌》来结束今天的话题，"桃花坞里桃花庵，桃花庵下桃花仙；桃花仙人种桃树，又摘桃花换酒钱"。希望大家的生活像桃花一样美好。

酸碱体质理论被证实是瞎扯，体质之说到底是什么

2018年11月2日，酸碱体质理论创始人罗伯特·欧·阳被美国圣地亚哥法庭判决，赔偿一名癌症患者1.05亿美元，罗伯特·欧·阳也当庭承认，酸碱体质理论纯属自己臆想，在某些保健药品或者食品公司推波助澜下变成了流行。

其实人体只有个别地方是偏酸或者偏碱的，比如胃里有胃酸是偏酸性、皮肤和阴道偏酸性、小肠液偏碱性等。整体来说，人体本身是一个复杂的精密仪器，会调节自身恒定在一个固定的酸碱度：7.4，所以酸性体质

致病是无稽之谈。

曾经也有女性患者在门诊咨询我，想生二胎，吃什么东西或者药物能让体质变碱性，利于生男孩，我回答："这些不靠谱，并无定论。"

酸碱体质不靠谱，那体质到底是什么？

其实体质是客观存在的，中医学认为，体质是以先天禀赋为基础，在后天发育和衰老过程中所形成的结构、功能和代谢上的个体特殊性。大千世界，芸芸众生，都有五脏六腑、气血津液、七情六欲，这是共性，但是个体之间也是有差异的，比如林妹妹先天瘦弱、多病怕冷、性格忧郁；而宝钗则体胖怕热、性格圆滑。体质是人的个体差异性。

体质影响人对自然、社会环境的适应能力，对疾病的抵抗能力，对某些致病因素的易感性和疾病发展的倾向性等。比如到了自然条件恶劣的沙漠、空气稀薄的高原，体质偏弱的人会感到明显的不适。在寒冷的北疆，体质偏寒的人会手脚冰凉。而体质偏热之人到了夏天的南方则苦不堪言。性格内向不善言辞的人当了前台接待觉得不胜其烦，性格外向的人则乐在其中。2003 年，同是处在 SARS 病毒侵袭的环境中，有人罹患了"非典"，有人则安然无恙。都患有高血压，性格急躁易怒、体形肥胖的人更容易中风、脑出血。

体质是如何形成的呢？简单来说，体质就是先天遗传加后天调养的结果。比如姚明的孩子，先天基因决定她就是大个子。但是矮个子父母生的孩子，如果后天营养良好，加上适当运动锻炼，也会比父母高出一大截，所以后天调养对体质也很重要。

看到这里，有人可能关心自己是哪一种体质。体质分类始自《黄帝内经》，有阴阳分类法、五行分类法等。中华中医药学会 2009 年颁布的《九种常见体质的判定标准》将体质分为平和质、气虚质、阳虚质、阴虚质、痰湿质、湿热质、血瘀质、气郁质、特禀质九个类型。

平和质是最健康的体质，阴阳气血调和，精力充沛，不容易生病。气虚质的人常感觉疲乏无力，易患感冒等病。阳虚质的人特点是怕冷、手脚冰凉，容易患咳喘、关节痛、腹泻等。阴虚质的人表现为怕热、手足心热、口燥咽干、大便干燥。痰湿质一般是胖人，形体肥胖，易患中风等病。湿热质的人面垢油光，口干口苦，容易患黄疸、痤疮等病。血瘀质的人则以肤色晦暗、舌质紫黯为特点，容易得包块肿瘤等疾病。气郁质则是像林妹妹一类的人，郁郁寡欢，容易患胁痛、咽炎等病。特禀质是大家所熟知的过敏体质，以及先天有畸形或者残疾的人，容易患哮喘、风疹等疾病。

现在各大中医院都有治未病中心，开展了中医体质辨识这项中医诊疗活动，如果想了解自己的体质，不妨就近到附近中医院去咨询正规中医师，辨清体质，合理养生。

有中医说：人过五十无肉不饱，你怎么看

素食现今很流行，尤其是人过中年，工作繁重，疏于运动，高血压、高血糖、高血脂等疾病纷纷上身，每次体检看到那些异常指标，医生们都会告诫：清淡饮食，少食多动。

但是有中医却认为：人过五十无肉不饱，也就是说中老年人不应该光是粗茶淡饭，也应该吃肉，这种观点正确吗？

我认为，素食有利也有弊，中老年人饮食应该是荤素搭配。肉应该吃，关键是吃什么肉？吃多少肉？怎么吃肉？

一、素食的利与弊

素食的益处显而易见：可以控制体重，降低心脑血管疾病的发病率等。素食的不利之处却鲜有人知。中老年人素食易致营养不良，从而引起相关疾病发生：①素食者动物蛋白摄入不足，出现易疲劳、记忆力下降的症状；②素食者的高纤维食物降低人体对矿物质如铁、钙、锌的利用率，缺钙加重中老年人的骨质疏松，缺铁易致贫血，缺锌使得体质已经开始变弱的老年人免疫能力更加下降；③素食中缺乏 B 族维生素，导致疲乏、皮炎、口角炎的发生。

二、中老年人饮食要荤素搭配

《素问·脏气法时论》中这样说："五谷为养，五果为助，五畜为益，五菜为充。"就是说谷物作为人的主食，水果、肉食、蔬菜作为有益的辅助和补充。可以说是开荤素搭配观点之先河。《中国居民膳食指南（2016）》里也提出：每天的膳食应包括谷薯类、蔬菜水果类、畜禽鱼蛋奶类、大豆坚果类等食物。鱼、禽、蛋和瘦肉摄入要适量。

三、吃什么肉

关于吃肉，有一种说法是"四条腿的不如两条腿的，两条腿的不如没有腿的"。四条腿的牲畜类，优先吃牛羊肉，少吃猪肉。因为鱼虾中含有大量的不饱和脂肪酸，有益心脑血管，每天可适量摄取。应该少吃动物内脏及脑，因为这类肉胆固醇含量较高。

四、吃多少肉

《中国居民膳食指南（2016）》里提到，鱼禽肉蛋类动物食物每日推荐摄入量是 125 ～ 200g。其中有 50g 的蛋类，如果是鸡蛋，大约是一个。所以剩下水产品和禽畜类的摄入量是 100 ～ 150g，也就是说一个人一天内鸡、鸭、猪、牛、羊、鱼肉加起来最多吃 150g，肥胖和心脑血管疾病的人群还要适当减量。

五、怎么吃肉

生活中尽量少吃烤制、腌制肉类。针对不同体质，吃肉的种类也不同。平时怕冷、手脚冰凉、受凉容易腹泻、喜食热饮的阳虚体质人群适宜吃羊肉、鸡肉等偏温热性肉类。平时易口干上火、手脚心发热、心烦易怒的阴虚体质人群适宜吃鸭肉、猪肉等偏寒性肉类。

其实无论是素食还是荤食，都是人类不可缺少的食物，荤素合理搭配，营养均衡才是永葆健康活力的真谛。

为什么吃饭要吃七分饱，怎样才算七分饱

民以食为天，一日三餐是生命中的头等大事。有人顿顿大鱼大肉，认为这才是好生活；有人却因为减肥等原因，每顿饭都苛待自己，用几根青菜和少许主食糊弄肠胃。其实上述两种做法都不合适，前者容易营养过剩，导致肥胖、三高、冠心病等疾病地发生；后者却会让人营养不良，出现脱发、闭经等问题。那怎样吃饭才算是正确的呢？

俗话说：吃饭七分饱，健康活到老。

为啥吃饭应该吃七分饱？怎样吃才算七分饱？怎样控制自己吃七分饱？

一、为啥吃饭应该吃七分饱

饭吃七分饱是中国传统的养生观念，与它类似的还有"若要小儿安，三分饥与寒"一类的观点。而且"七分饱"已经被科学实验证实了对身体的益处，2013 年 7 月 16 日发表在《自然－通讯》上的一篇文章中这样描述：把小鼠分成高脂肪食物和低脂肪食物两大组。每一组又分为三个小组，一组吃七分饱，一组吃十分饱，一组是十分饱加运动。最后的结果是，高脂肪食物且吃十分饱的一组小鼠寿命最短，各种健康指标最差；低脂肪食物七分饱的一组小鼠寿命最长，且健康指标最佳。这样看来，吃饭七分饱确实是有益健康，而且可以长寿。

二、怎样吃才算七分饱

提到饭吃七分饱，好多人会有困惑，到底吃多少才算七分饱？有人说，我每顿饭都吃到饭要从喉咙里溢出来，晚上抱着鼓胀的肚子撑得睡不着。有人说，为了控制体重，我把碗换成了幼儿园的小碗，每顿饭只吃一小碗。

有专家提出：七分饱就是自己觉得胃里还没满，但是进食热情已经下

降，进食速度也变慢了，这个时候就能离开饭桌了。八分饱是胃里觉得满了，但是还能吃几口；九分饱是还能勉强吃，但觉得是负担；十分饱是每再吃一口都是痛苦。

还有一个鉴别七分饱的方法是，如果你有固定的三餐时间，到了下一个饭点时才会饿，这是七分饱。举例：如果你固定中午一点吃午餐，到了七点吃晚餐，你在五点时就觉得饥饿，说明中午吃的偏少，不够七分饱。

三、怎样控制自己吃七分饱

怎样控制自己不被美食诱惑而吃撑了？给大家几点建议。

1. 吃饭地点：尽量减少去饭店吃饭的次数，在家吃饭。因为饭店的饭菜高油、高糖、高盐，至于自助餐，估计 99.99% 的人会吃多，偶尔为之可以。中午不能回家的人，有条件的可以带饭。

2. 吃饭用具：在家吃饭时用固定的一个碗，所有的饭菜加起来每次定量，不要超量。而且觉得七分饱时立刻离开饭桌，免得自己多吃。

3. 吃饭速度：吃饭时放慢速度，每口饭都多嚼几次。从吃饱到胃向大脑传递饱的信息需要 20 分钟的时间，如果你每次都是觉得吃饱了才停止进食，可能早就吃多了，所以吃饭快的人容易吃进去更多的食物，细嚼慢咽，才能做到七分饱。

4. 吃饭种类：像南方人那样饭前先喝汤，然后吃饭，或者吃水分大的食物比如蔬菜、水果，可以让人提前有饱腹感。吃粗纤维的食物，比如蔬菜、杂粮、菌类、坚果类的食物，因为它们需要费力咀嚼，可以放慢吃饭速度。应该少吃特别精细的食物，可以减少每餐的进食量。

正如金鱼不能过度喂食，否则会撑死；花儿不能过度浇水，否则会变蔫；天人相应，饭吃七分饱才是真正的养生之道。

春城无处不飞花，寒食东风遇柳斜

清明

第五篇

寒食野望吟

【唐】白居易

乌啼鹊噪昏乔木，清明寒食谁家哭。

风吹旷野纸钱飞，古墓垒垒春草绿。

棠梨花映白杨树，尽是死生别离处。

冥冥重泉哭不闻，萧萧暮雨人归去。

清明前后，点瓜种豆。清明北风十天寒，春霜结束在眼前。

清明，在仲春与暮春之交，每年公历的 4 月 4 日至 6 日之间，也就是太阳到达黄经 15°的时候。按农历，则是在 3 月上半月，也就是冬至后的第 106 天。

我国古代将清明的十五天分为三候：一候桐始华；二候田鼠化为鴽；三候虹始见。

《岁时百问》中记载："万物生长此时，皆清洁而明净。故谓之清明。"经历了春意萌发，雨水滋润，蛰虫启户，滚滚春雷，此时桃花初绽，杨柳泛青，凋零枯萎随风过，处处都是一派明朗清秀的好景致，人的身体也将迎来全新的生机，养生逢此清明契机，可得好好珍惜，多多注意。

清明春笋冒出头，既鲜美还有益健康，你可会吃？

清明寒食节，吃冷食，这个节日可不是人人都能过。

万物生长此时，皆清洁而明净，而你还在出臭汗，你可知道是何原因？

清明时节清清明明，你却油腻沉闷昏昏欲睡，这可不行，原来是它惹的祸，你可知道"它"是谁？

千古名帖"寒食帖"背后，
通便、降脂、降糖的宽肠菜

1082 年，寒食节。在长江边一个小县城，阴雨绵绵。一个中年男人，裹着潮湿的被子，在风雨飘摇的小土屋里，做了两首五言诗，并写下了千古名帖"寒食帖"。寒食帖第二首诗内容如下："春江欲入户，雨势来不已。小屋如渔舟，蒙蒙水云里。空庖煮寒菜，破灶烧湿苇。哪知是寒食，但见乌衔纸。君门深九重，坟墓在万里。也拟哭途穷，死灰吹不起。"

这个男人就是苏轼，谪居黄州已三年，政治上失意，生活颠沛流离，日用入不敷出。即使这样的处境，依然不能击垮他。他自言有三养，安分以养福、宽胃以养气、省费以养财。足见这个大文豪，胸怀多么宽广、豁达。

诗中有句"空庖煮寒菜"，意思是空荡荡的厨房里，没有什么吃的，只能煮些蔬菜充饥。那么苏东坡煮的是什么蔬菜呢？

北宋年间没有塑料大棚，寒食节时黄州乍暖还寒，地里并没有多少可吃的蔬菜。野外倒是生机勃勃，有各种返青的野菜，其中最常见的就是竹笋，竹笋以春笋为佳。所以，苏轼煮的寒菜里，也有春笋。

竹笋洁白如玉，肉质肥嫩，味道鲜美，因为富含粗纤维素，可以促进肠道蠕动，有通便作用，所以有"宽肠菜"的美誉。

竹笋中富含膳食纤维，膳食纤维继传统的六大营养素：碳水化合物、脂肪、蛋白质、水、矿物质、维生素之后，被称为"第七类营养素"，除此之外，竹笋中富含18种氨基酸，还含有多种对人体有益的微量元素：铁、铜、锌、锰等。总体来说，竹笋有通便、降血脂、降血糖的作用。

先说说竹笋的通便作用，中医学认为，竹笋味甘、性寒，能化痰理气，清热除烦，通利二便。李时珍认为：竹笋滑利大肠……俗谓之刮肠篦。膳食纤维可以在肠道中吸收水分，软化大便，预防便秘，而通便的结果是粪便中的有害物质与肠道的接触时间减少，有效预防结肠癌地发生，中医学自古以来就有"欲得长生，肠中常清，欲得不死，肠中无屎"的养生理念，所以"宽肠菜"竹笋适合有便秘习惯的人吃。

竹笋中膳食纤维可以与胆酸结合，并随粪便排出体外，有利于降低体内的胆固醇，也就是有降血脂的作用，现代人的生活方式是多吃少动，肥胖或血脂高的人比比皆是，所以，竹笋也适合血脂高的人群食用。

竹笋中糖和脂肪含量非常少，膳食纤维在胃中可以吸收水分膨胀，体积和质量增大几十倍，给人带来饱腹感，不会过多进食，避免肥胖地发生，而且延长食物在胃中的停留时间，延缓葡萄糖被吸收的速度，避免餐后高血糖出现，对糖尿病患者有一定的辅助治疗作用。春笋下市快，可以用晒干的竹笋泡水后做菜。

既然竹笋这么美味，兼具药效。大家是不是认为，苏东坡吃的还不赖呢。那是因为现代人衣食无忧，各种大鱼大肉屡见不鲜，吃点野菜，可以调节肠胃，怡养情怀。在遥远的北宋，苏东坡贫困潦倒，食不果腹，吃野菜实在是不得已而为之，怎不叫人心酸，感慨。这样一个世界级的大文豪，给我们留下无数精神财富的伟大人物，清水煮着春笋，却写下了价值连城的"寒食帖"。我们还有什么理由不崇拜他、感激他、怀念他呢？

吃两个梨就咳嗽不止，
喝两瓶冷酸奶竟然导致感冒，这是为何

这是门诊患者小丽的经历：一周前的一天，小丽下班回家，不想做饭，正好朋友给了几个梨，想着吃两个梨当晚饭，还能减肥，一举两得，吃后看了会电视就睡觉了。第二天早上起来就感冒了，怕冷、流清鼻涕、咳嗽、痰液清稀，赶紧买感冒药来吃，伤风胶囊、止咳露吃了三天，怕冷、流鼻涕症状好转，但还是咳嗽，咳吐稀白痰，所以到我门诊来看病，听完小丽地陈述，看过舌脉，我告诉小丽她现在是肺寒咳嗽，这次的感冒咳嗽原因就是她吃的两个梨。听了这个说法，小丽很奇怪，感冒一般都是因为穿得少，周围温度低引起的，怎么吃梨会引起感冒咳嗽？

看着小丽的困惑，我说上周也是有一个病人韩大姐，前一天喝了两瓶凉酸奶，第二天就感冒，她既没有吹风，穿得也厚实，究其原因，也是凉酸奶惹的祸。

上面两个例子，大家可能觉得奇怪，为什么吃梨、喝凉酸奶也会感冒？两个病人吃的东西不一样，梨和酸奶，看似不同，其实有一个共性，

就是寒凉。《本草纲目》中认为梨性甘、寒，可以清热、润肺、止渴，多食令人寒中萎困，也就是多食会让人脾胃受寒。而酸奶因为本身含有益生菌，需要冷藏保存，所以也是寒凉的食物。可能有人会问，寒凉的东西应该伤胃，众所周知，有人脾胃偏寒，吃了凉的东西会胃痛、拉肚子，又怎么会感冒？

其实在两千多年前，我们老祖宗在《黄帝内经》中就回答了这个问题，《灵枢·邪气脏腑病形篇》中说"形寒饮冷则伤肺"，解释一下：形寒就是穿得少，饮冷就食用寒凉的食物，这两种情况都会伤肺。

我们先解释"形寒伤肺"，中医学所说的肺和西医解剖学意义上的肺不同。中医把人看作一个整体，有五脏学说，全身的各个器官组织，都隶属于五脏系统，比如肺在体合皮，其华在毛，开窍于鼻，咽喉为其门户，也就是说皮肤、毛窍、鼻子、咽喉以及解剖上的肺都属于大的肺系统。如果温度低，穿得少，皮肤毛窍受寒，同一系统中肺也会受寒，导致感冒，这个可能是常识，大家都理解。

"饮冷伤肺"，就是说吃凉东西也会伤肺，大部分人都会困惑不解。这个可以从中医的经络学说来解释。中医学有十二经络之说，其中有手太阴肺经，《灵枢·经脉篇》记述："肺手太阴之脉，起于中焦，下络大肠，还循胃口，上膈属肺。"也就是说肺经的起点在中焦的脾胃，它的循行过程也经过胃口，上行入肺，肺与胃有经脉相联系，所以胃中有寒凉的食物，胃受寒后，寒气会顺着经络到达肺部，使得肺受寒，发生感冒咳嗽的情况。

当然，并不是所有的人吃个梨，喝一杯凉酸奶就一定感冒、咳嗽。如果你身体健壮，正气旺盛，吃寒凉的东西也没有大问题。但是当你体质偏于虚寒，就得注意尽量少食用寒凉食物。尤其现在到了炎热的夏季，很多人偏爱雪糕冷饮，当时吃了会感觉很舒服，却不知道，过寒的食物会伤到身体的阳气，影响身体健康。

像上文中的小丽和韩大姐，平时都是体质虚寒的人，冬天比别人怕冷，手脚凉，夏天不喜欢吹空调，所以食用寒凉食物后就容易生病，根据她们的情况，我给她们用对证方药小青龙汤加减，感冒咳嗽很快就痊愈了。针对她们的体质，我建议她们在夏天三伏的时候做穴位贴敷，在背部的督脉和足太阳膀胱经穴位上贴敷热性中药，增强人体的阳气，祛除体内的寒湿邪气，改善这种虚寒的体质，以后不生病或者少生病，她们表示，到三伏的时候，一定过来贴敷。

美女香汗淋漓，男子臭汗熏天，男女之汗真的有区别吗

在文学作品里，我们经常看到描写女子出汗为香汗淋漓，而男子则是臭汗满身，细心的读者可能心里会有小疑问，男女的汗水味道真的有区别吗？今天我们就来一探究竟。

一、出汗的原因，男女无区别

与蛇、青蛙、乌龟之类变温动物不同，人体是恒温动物，因为人体体温调节机制比较完善，在外界温度变化时，也能够保持体温在37℃左右，出汗是人体散热调节体温的方式，所以出汗有以下原因：①天气炎热，外界温度高于或者接近体温时，人体为了散热，用汗水带走身上多余的热量。②剧烈运动时，因为运动使得体温升高，所以通过出汗来散热。③情绪紧张时，交感神经兴奋，乙酰胆碱分泌增加引起出汗。④因为疾病的原因，比如甲亢病人的多汗，肺结核病人的夜晚睡眠时盗汗之类。从出汗的原因来看，男女并无不同。

有意思的是，正像大家看到的一样，肥胖者容易出汗，因为肥胖者脂肪多，而脂肪保温作用好，犹如给人体穿了一件厚衣服，所以胖人更容易出汗。

二、性别、年龄、饮食、生活环境与出汗相关

人体大概有200万到400万个汗腺，汗腺越多流汗越多，女性汗腺数

量多于男性，但是男性的汗腺发达，更容易出汗，同等运动量时女性出汗量只有男性的一半。年龄与体味相关，也会影响汗味，我们会在部分老人身上闻到让人不适的味道，有人把它称之为"老人味"，日本学者发现，人体气味中有一种叫壬烯醛的物质，只出现在 40 岁以上的人身上，分泌量随着年龄而增加，合理饮食、多摄入蔬菜水果、多运动、减轻压力可以改善老人味。

刺激性的食物比如辣椒、葱头、大葱、大蒜以及烟酒、咖啡等，首先会让人兴奋，促进汗液分泌，出汗增多，提高汗臭的发生率，其次这些物品的代谢废物，小部分也会通过皮肤排泄，让汗液有臭味。生活在闷热潮湿地区的人，体表容易滋生细菌，汗液分泌又多，两相结合，更容易发生汗臭味。综合来看，上述因素会引起出汗，但是男女汗味并无明显不同。

三、关于臭汗症

人体的汗腺分两种，小汗腺和大汗腺，小汗腺遍布全身，尤以手掌、足部最多，所以有的人一紧张就出手汗，好多人一脱鞋脚汗味明显，小汗腺分泌汗液主要成分为水和盐分。人体的大汗腺居于腋窝、乳晕和会阴部，分泌物比较黏稠，里面含有脂肪酸。而腋窝或者会阴等部位，经常都是被折叠或者被包裹得密不透风，如果清洁不够，分泌物中的脂肪酸经体表细菌分解后生成不饱和脂肪酸，产生臭味，俗称狐臭，或者叫臭汗症，因为腋窝部面积大，汗腺多，所以狐臭主要发生在腋窝部。

臭汗症治疗及日常生活调理可以采用以下方法：①口服中药：辨证采用健脾燥湿，芳香化浊的药物，比如藿香、白芷、佩兰、苍术一类的药物煎汤口服治疗。②中药外敷：白芷、滑石、丁香各 30g，冰片 3g，研粉，洗净腋窝后外敷药粉，一日两次。③中药外洗：采用芳香类药材陈皮、艾叶各 30g，煎水外洗或者泡浴。④泡澡加茶叶或者米醋：日常泡澡时可以将茶叶水倒入浴盆中泡浴，去除体味，让身体散发茶的香气，泡澡时也可适当加几勺米醋，米醋可以杀菌，抑制皮肤表面的细菌，泡浴半小时后淋浴，去除体味的效果不错。⑤饮食：可以多吃含镁多的食物，比如紫菜、杏仁、核桃、花生、小米、冬菇等。⑥饮品：喝绿茶，或者用茉莉花、玫瑰花、桂花泡水喝，也可以改善体味。⑦手术：狐臭也可以采用手术的方法，但是任何手术都是有风险的，疤痕、感染都可能发生，所以一定要权衡利弊。

红豆薏米粉对付它是神器？错，它原来最怕锻炼

周一上午的门诊，病人小美和我诉苦，她身高160cm，体重72.5kg，体重和身高数字接近，看起来像一个圆球，而且每天身体沉重，头晕腹胀，大便溏稀，别人说她有湿气，推荐她喝红豆薏米粉，网购了两罐红豆薏米粉，吃了一个月，症状没改善，而且一斤没瘦。这是为啥？我问小美，你每天有运动锻炼吗？她说基本不动。控制饮食吗？她说爱吃雪糕、冰淇淋，那你的红豆薏米粉甜吗？她说甜甜的，拿水一冲，味道还挺好。我说，第一你不运动，第二你不忌嘴，第三红豆薏米粉太甜，这就是你湿气不除，体重不减的原因。

说起来湿气的问题，就是跳广场舞的大妈，也能扳着手指头说出一大串来，不管是身体的哪个部位不合适，一个湿气的帽子就戴上了，售卖各种祛湿保健品的广告更是把湿气说成了高血压、糖尿病，甚至是肿瘤、癌症的原因，湿气好像成了人民公敌，成了过街老鼠人人喊打，各种祛湿食物、保健品满天飞，其中尤其以红豆薏米粉风头最健，打开各个网购平台，输入红豆薏米粉，下面弹出的有上千产品，个别产品月销量都过万，女孩们聊天的话题里也总会有红豆薏米的一席之地。不然小美也不会买了两罐，红豆薏米粉真的是祛湿神器吗？

我们先要搞清楚湿气到底是啥？为啥身体里会有湿气？

湿气是导致人体发病的原因之一，也叫湿邪。湿邪包括外来之湿，以及内生湿邪。外来之湿包括两方面，气候与居住环境。夏季闷热多雨，或者居住在地下室等潮湿的地方，都是外来的湿邪。内生湿邪就是人体活动量少，又吃多了油腻或者寒性的食物（如雪糕、冰镇啤酒等），不锻炼的

人，脾胃功能本来就差，油腻和寒性的食物又加重了脾胃的负担，脾胃不能及时把这些食物消化吸收，形成垃圾存留在体内，就是内生湿邪。

薏苡仁有健脾除湿，消肿排脓的功效。红小豆能利水除湿。这两味药物确实有除湿的作用，那小美用了为啥效果差？①中医学认为脾主四肢肌肉，运动是最好的健脾方法，脾胃的功能正常，湿气才不容易形成，小美基本不运动，脾胃功能弱，这是形成湿气的根本原因，出汗也是祛湿的一条途径，因为不锻炼，总在空调房里待着，小美从来不出汗。②小美不节制自己吃雪糕、喝冷饮的坏习惯，脾胃难以把这些寒凉的食物运化，又是更多湿气的来源。③小美买的红豆薏米粉，里面加了太多调适口味的糖，中医学认为甘生湿，一边利湿，一边生湿，自相矛盾，所以小美症状没改善也合乎医理。

听了我地解释，小美茅塞顿开，以前太迷信红豆薏米粉了，以为买到就万事大吉了，哪知道祛湿还有这么多门道。关于祛湿气，我给小美提了三条建议：①每天锻炼一小时以上，做到健运脾胃，从根源上杜绝湿气，每天锻炼到出汗，除了大小便，加上出汗，给湿气多一条排出的通路。②节制饮食，少吃油腻食物，不吃寒性食物，防止湿气形成。③自己煮红豆薏米汤，不要买加糖的成品，薏苡仁炒过，与红豆一起煮汤喝，也能利于湿气排出。如能做到前两条，红豆薏米粉不喝也罢。

到底什么是祛湿神器，相信您的心里也有了定论。

谷雨

第六篇

西塞山前白鹭飞，桃花流水鳜鱼肥

大观间题南京道河亭

【宋】史微

谷雨初晴绿涨沟，落花流水共浮浮。

东风莫扫榆钱去，为买残春更少留。

过了谷雨，不怕风雨。谷雨前后一场雨，胜似秀才中了举。

谷雨是春季最后一个节气，也就是每年公历 4 月 20 日或 21 日，太阳到达黄经 30°的时候。

我国古代将谷雨的十五天分为三候：一候萍始生；二候鸣鸠拂其羽；三候戴胜降于桑。

《通纬·孝经援神契》记载："清明后十五日，斗指辰，为谷雨，三月中，言雨生百谷清净明洁也。"春雨贵如油，雨生百谷，时至暮春，节后气温升高，降雨增多，空气湿度逐渐加大，此时我们在调摄养生中不可脱离自然环境变化的轨迹，《素问·宝命全形论》写道："人以天地之气生，四时之法成。"只有融入自然，跟随自然的脚步，顺应自然的潮流，才能避免、减少疾病发生。

谷雨香椿长，香甜可口、有益健康还能治病，不吃你可就落伍了。

谷雨前后湿气增，不想吃饭，只吃水果行不行，回答是：就怕你越吃越胖湿气更重，水果水太深，你拿捏不住！

谷雨生百谷，春雨贵如油，在人身上也有一种液体从天而降，也能生百谷，并且年纪越小越好，可以治病救人，好似初春甘霖一般，你知道那是啥吗？

一种春季时令蔬菜，可以清肝火、疗眼疾、消炎症、利小便，还能清肠利尿，大家都管它叫洗肠草，实在是健康的好帮手，你却闻所未闻？它是啥？

刘秀傻傻地分不清香臭，
"树上蔬菜"健胃、助孕、止泻，你家院子里就有

西汉末年，刘秀被王莽四处追杀，饥寒交迫，有次逃跑途中，已数日粒米未进，狼狈地躺在一棵树下休息，饥渴难耐，于是采了几片树叶充饥，没想到树叶香美可口，顿时精神大振。等到他做了皇帝，想起前次遭遇，不忘感恩，特意去封赏这棵"救命之树"。这棵树就是香椿树，刘秀傻傻地分不清楚，错把旁边臭椿当香椿，结果，臭椿一高兴，跑得满坡都是。

香椿是大家非常喜爱的季节性美食，有"树上蔬菜"之美誉。民谚有"三月八，吃椿芽""房前一株椿，春菜常不断"之说，谷雨前后，香椿叶厚芽嫩，绿叶红边，气味香郁，风味爽口，确实是美味佳品。北方有香椿炒鸡蛋、香椿拌豆腐，四川有椿芽炒鸡丝，陕西有炸香椿鱼，安徽有春芽辣子汤、五香椿芽等，安徽太和县的香椿从唐代起就成为贡品，进献给皇家，"一骑红尘妃子笑"的典故大家都知道，如果在春天，飞奔到京城的可不是荔枝，而是香椿哟。

中医学认为，香椿味苦、性平、无毒，具有健胃消食、祛风理气、清热解毒的作用。可以治疗皮肤病、脱发、白带过多、上火等病症。科学研究表明：每 100g 香椿芽中，含有碳水化合物 9g、蛋白质 1.7g、膳食纤维 1.8g、胡萝卜素 0.7mg、维生素 C28mg、维生素 E0.7mg、钙 90mg、铁 1.9mg、硒 1.17mg，还含有多种氨基酸、天然醇和芳香油。

中医学素有芳香醒脾的理论，就是使用气味芳香的药物治疗脾胃湿邪阻滞的疾病，脾胃有湿邪阻滞的症状为：食欲差、腹胀、口淡无味、大便黏腻不爽等。香椿香味浓郁，能激发食欲，健胃消食，清热利湿，而且营养丰富，有益健康。

香椿中含有一定量的维生素 E 和性激素物质，维生素 E 是一种脂溶性维生素，水解产物为生育酚，对男子来说，生育酚能促进性激素分泌，使精子活力和数量增加，防治不育症；而对女子来说，缺乏维生素 E，容

易出现不易受孕或者习惯性流产。所以想怀孕的夫妻，不妨适当地吃点香椿。

药理实验证实：香椿芽煎剂可以抑制与杀灭大肠杆菌、痢疾杆菌、伤寒杆菌等多种细菌，所以香椿可以辅助治疗腹泻与痢疾。历代中医用来治疗腹泻和痢疾，更多的使用香椿的根皮与树皮，椿根皮味苦、温，性收涩，有止泻、止痢、止带、止血的作用，可以用于腹泻、痢疾、白带过多、妇科出血等。

香椿虽然美味，但也不是人人适合吃。唐代孟诜的《食疗本草》载"椿芽多食动风，熏十二经脉、五脏六腑，令人神昏血气微。若和猪肉、热面频食则中满，盖壅经络也。"香椿为发物，容易诱使旧病复发，因此患有慢性疾病的人群，应该少吃或不吃。也有报道，有人因为食用香椿导致喉头水肿及荨麻疹，所以从未食用过香椿的人应谨慎食用。

香椿中含有较多亚硝酸盐，为致癌物质，食用时应该尽量选择新鲜的香椿，要先用热水焯，或者用盐腌制一周后，以祛除亚硝酸盐。

谷雨前后，春光明媚，正是踏春的好季节。时下正是香椿萌生嫩芽的时候。于是在旅游时，顺便采摘香椿成为很多朋友的选择。野生香椿虽然环保、美味，但是你是否知道采摘的时候，存在着潜在的风险。在很多乡村，野香椿幼苗和漆树幼苗杂生，两者的叶子极其相似，不是专业人士很难区分清楚。漆树的嫩叶毒性特别强。我有个门诊病人，就是误把漆树叶当成了香椿，结果中毒了。浑身奇痒、浮肿，严重时化脓流水，治疗了很久才痊愈。因此，不熟悉当地乡情的朋友，最好不要去野外随意采摘香椿。

最后轻松一下，香椿叶和臭椿叶也相似，虽然臭椿无毒，但是辨别不清楚，也会闹和光武帝刘秀一样的笑话。朋友们，千万闻香识香椿。

有的水果越吃越胖，
减肥应该吃哪些水果，怎样吃才能减肥

谈到如何减肥，答案真是五花八门，水果减肥法就是其中之一。五颜

六色、味美甘甜的水果中脂肪、蛋白质含量低，而且含有纤维素，能通畅大便。所以减肥的女孩都喜欢它。可是有人却说一些水果越吃越胖？

哪些水果越吃越胖？减肥应该吃哪些水果？怎样吃水果才能减肥？

一、哪些水果越吃越胖

谈到水果减肥，就得清楚各种水果所含的热量。众所周知，水果水分多，所含热量低。以 100g 大米饭热量 120 kcal 作为参照，100g 西瓜热量只有 30 kcal。但是有的水果热量可不低。如 100g 椰子肉所含热量为 240 kcal，榴莲 150 kcal，芭蕉 115 kcal，香蕉是 90 kcal。一般减肥的人都会少吃米饭等主食，想吃水果减肥，而且不控制量，上述提到的这些水果热量不比米饭低多少，有的甚至是米饭的 2 倍，多吃这些水果只会越吃越胖。

二、减肥应该吃哪些水果

苹果、山楂、西红柿、猕猴桃、木瓜、西瓜、柠檬、草莓、柚子等都是减肥水果。欧洲有谚语云："一日一苹果，医生远离我。"苹果价格低廉，味道甘甜，热量低，可以健脾胃、通大便，确实是减肥首选水果；山楂味道酸甜，能消食化积，现代研究证明它能降血脂、降血压，也利于减肥；西红柿可以帮助消化，并有止渴、利尿的作用，可以适量食用；柚子消食醒酒、止咳化痰、润肠通便；柠檬能生津止渴、美白皮肤；木瓜能健脾化湿、通畅大便……如此种种，不一而足。用上述水果减肥的人都可以酌情适量选用。

三、怎样吃水果才能减肥

想通过吃水果减肥，应该做到以下几点。

1. 餐前吃水果。在餐前吃水果，或者喝一杯果汁，既可以让人有饱腹感，而且水果里的糖分，还可以提高血糖浓度，降低食欲，从而减少进食正餐的量。我们平时在饭后吃水果的习惯其实不利于减肥，因为本来已经吃饱了，再吃水果相当于进食了更多的糖分，这些多余的糖分都会在体内转化为脂肪，变成你身体上的赘肉。

2. 限制每天进食水果的量。虽然说大部分水果热量比淀粉类食物少，但是大量进食水果也会变胖。比如 100g 桂圆含有 70 kcal 的热量，所以吃 300g 的桂圆就相当于吃了 2 碗大米饭。《中国居民膳食指南（2016）》中，建议成年人一天进食水果的量是 200 ～ 350g。

3. 换着颜色吃水果。上述提到苹果、西红柿、猕猴桃、葡萄、柚子等是减肥水果。如能按照颜色每日换着吃这些水果，更利于健康和减肥。黄色的水果如芒果、桔子、菠萝等含有胡萝卜素，可以改善视力，使皮肤变得细腻光滑；红色水果如苹果、西红柿、石榴等，能提高人体的免疫力，一般热量较低，有利于减肥；紫色水果如葡萄、蓝莓等，富含维生素和矿物质，并能增强血管弹性，预防动脉硬化。

4. 只吃水果不可取。即使是减肥，也不能只吃水果，应该荤素搭配。如果只吃水果，容易导致营养的缺乏，如蛋白质、脂肪、微量元素等。缺乏上述的营养素可能会导致皮肤粗糙、毛发干枯、贫血等问题。从中医学的角度来看，大部分的水果比如梨、香蕉等都偏于寒凉，只吃水果可能会导致脾胃不适，出现腹胀、腹泻等症状，太多的水果会在体内形成寒湿邪气，影响减肥。

静静地泡上一杯猫屎咖啡，
探究一下童子尿是否靠谱

出国旅游去过比利时布鲁塞尔的人，都要去看看撒尿小童雕像，这个小童用一泡尿浇灭了被点着的地下火药库的导火索，拯救了一个城市，这泡童子尿功莫大焉！无独有偶，浙江省东阳市每年春天，大街上也有若干摊贩，在卖童子尿煮的鸡蛋，补养身体，能接受的人吃起来甘之若饴，不能接受的人对此嗤之以鼻。

童子尿是否真的有养生保健治病功效？是否靠谱？接下来为大家解析。

一、每个人都曾经喝过自己的尿

也许我这样说，某些有洁癖的人会大惊失色，但是事实就是如此。本着溯本追源的精神，我们从人之初开始说起，你喝尿的地方就是母亲的子宫。因为你在子宫时大约就是干两件事，一是游泳锻炼生长身体，二是满足口腹之欲喝羊水。在胚胎发育到 4 个月时，胎儿的肾脏和泌尿系统发育较为成熟，胎儿会排出尿液，尿液进入羊水，又被胎儿吞咽入体内，经过消化系统吸收后又排出，如此反复循环，一个足月的胎儿，每天吞咽的羊水可能会有 500mL 之多，而在羊水中，有相当一部分成分就是胎儿自己的尿液，不管是名人还是乞丐，概莫能外，这就是自然规律，可以这样说，喝尿疗法每个人都曾经亲身经历。这样说，你对尿液的抵触会不会少一些。

二、尿液到底脏不脏

大千世界，林林总总，有的事却在因循往复，胎儿在子宫内喝含有尿液的羊水，有益生长发育，成人饮用童子尿或者自己的尿，部分人也获得了养生治病的效果，可是很多人对此口诛笔伐，认为脏，其实尿液并不脏，你所认为的脏，是联想到了厕所和尿盆。

尿液由肾脏生成，通过输尿管到达膀胱，积累到一定数量时引起尿意，排出体外，尿液的主要成分是水，大约是 96% ～ 97%，剩下的是无机盐、尿素等物质。尿液基本上是无菌的，在医院的尿液检查化验中，如果查到尿液中有细菌说明泌尿系统有炎症。所以客观地说，尿液并不脏，你所认为的脏是自己心理的那一关。

三、尿液能不能治病

西医学中，尿激酶是从新鲜人尿中提取的一种蛋白水解酶，被人们称为"尿里淘金"，用于治疗脑血栓、心肌梗死、肺梗塞、下肢静脉血栓等疾病。所以尿液还能用来做药，输注到血管里，用于治病救人。

人尿，又称轮回酒、还元汤，中医学认为它性寒，味咸，可以滋阴降火、止血化瘀。人尿入药最早记载是在魏晋时期的《名医别录》中，认为人尿可以治寒热、头疼、温气，童男者尤良。童子尿确实有效，这是真的。

自古以来，中医就用童子尿止血，对于吐血、鼻出血、跌打损伤、妇科崩漏出血、肺结核咳血的病人确实有效，产后大出血的妇女，中医也给童子尿，一方面是利用童子尿止血的功效，另一方面从西医学来说，童子尿是能找到的最接近人体血液成分的物质，在古代不能输血的情况下，失血后血容量降低，会引起休克及死亡，服用童子尿相当于快速地补充了血容量，类似于输液。

下面是一个 20 世纪的真实医案：李某，男，40 岁，因劳动负重，突然吐血，顷刻之间，吐血数碗，面唇皆白，当时农村离药铺 20 余里，往返需 4 小时，即取其小儿之小便，去头尾，约大半碗饮之，服后约半小时能安睡，随之血即止，次日举止如常。

在交通不便的时代，不发达的偏僻之地，医院及诊所或没有、或相距遥远，就诊不及时，可随时随地得到的童便就成为治病良药。我们要认识到这是在不能输液、输血的特定时期用来补充体液最佳方式。童便还可以用来止血治病，个人要喝自己的尿液养生，或者买童子尿蛋，也无可厚非。

宁波人爱吃臭冬瓜，绍兴人爱嚼霉干菜，长沙人爱吃臭豆腐，安徽人爱吃臭鳜鱼，追香逐臭，是个人选择，实在没必要口诛笔伐。就我个人而言，对于童子尿，我是不支持，但是也不反对。1000 元一杯的猫屎咖啡，我是不会喝的，因为它曾经过动物的胃肠，关键原因还是太贵！

一株野菜管得宽，中国人和欧洲人都好喜欢

有句俗话说，只有懒姑娘，没有丑姑娘，可是我就遇见这样一个又爱美、又懒的姑娘。有一天上午，我去隔壁商店买东西，看见卖东西的小姑

娘一只眼睛又红又肿，还流着脓性的分泌物。问她怎么了？她说是自己有600°的近视，但是又不喜欢戴眼镜，觉得不好看，于是每天都要戴隐形眼镜，晚上还懒得摘，所以一只眼睛感染了。

她知道我是医生，问我该怎么办。我让她去药店买200g蒲公英回来，分两天用完，第一天用100g蒲公英煎一大锅药汤，一个小时喝一碗。另外拿一个碗，拿干净纱布一个小时洗一次病眼，第二天依旧如此处理。

第二天再见到那个小姑娘，眼睛已经不再红肿，基本恢复正常了，告诉她以后可不要再当懒姑娘了，佩戴隐形眼镜一定要注意卫生问题。

我用蒲公英治眼疾，效仿的是民国医家张锡纯。他在《医学衷中参西录》里这样说："治眼疾肿疼，或胬肉遮睛，或赤脉络目，或目睛胀疼，或目疼连脑，或羞明多泪，一切虚火实热之证。鲜蒲公英（四两，根叶茎花皆用，花开残者去之，如无鲜者可用干者二两代之）上一味煎汤两大碗，温服一碗。余一碗乘热熏洗。"

蒲公英味苦、甘、寒，入肝、胃经。味苦可以清热解毒，它是春季的时令蔬菜，可以清肝火。采集新鲜蒲公英做菜吃，对于春季上火的头晕、眼红、脾气急躁等症状都有很好的缓解作用。遍地都是，又平和无毒，春季上火吃蒲公英，从性价比来说，远胜于价格昂贵又大苦大寒的安宫牛黄丸。曾经有一位名医，治疗患有严重黄疸的贫苦农妇，因其家贫无力购药，建议她每日采集新鲜蒲公英当菜吃，后竟也病愈。现代研究也证实蒲公英有很好的利胆、保肝作用。所以有慢性肝胆疾病的患者，只要不是脾胃虚寒容易腹泻的人，可以在每日菜肴中搭配蒲公英。

现代研究还证实蒲公英可以健胃，并有杀灭幽门螺旋杆菌的作用。众所周知，幽门螺旋杆菌是导致慢性胃病的罪魁祸首，所以有慢性胃病的人也可以适当吃点蒲公英。

《本草纲目》里介绍蒲公英可以治疗乳痈，也就是急性乳腺炎，方法是："蒲公英一两（30g），忍冬藤二两（60g），捣烂，水二钟，煎一钟，食前服，睡觉病即去矣。"我个人的经验是如果有新鲜的蒲公英，洗净捣烂敷在乳房红肿处，配合药物内服效果更好。春季是痄腮（腮腺炎）高发的季节，蒲公英可以清热解毒治疗乳痈，同理也可以治疗热毒聚于局部的腮腺炎，内服煎剂加捣烂外敷新鲜蒲公英非常有效。

中医学认为蒲公英可以利尿通淋，就是可以使小便通利，治疗尿路感染一类的疾病。欧洲人因为蒲公英的利尿作用，给它起了个外号叫"尿床草"。所以以后您如果上火了，尿频、尿急、尿痛时，可以挖点蒲公英来吃。

"洗肠草"名称的得来是因为蒲公英有缓泻的作用，对于想减肥的人士来说，保持大便通畅是关键，每天来点蒲公英当菜吃，肯定让您便得顺畅，减得容易。如果大便秘结得厉害，就不要光吃蒲公英了，要把煮蒲公英的水也喝掉才效果更好。当然因为它是洗肠草，脾胃虚寒，容易腹泻的人吃的时候就要适可而止，防止腹泻加重了。

小荷才露尖尖角，早有蜻蜓立上头

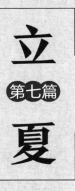

立夏

第七篇

山亭夏日

【唐】高骈

绿树阴浓夏日长，楼台倒影入池塘。

水精帘动微风起，满架蔷薇一院香。

立夏无雨三伏热，重阳无雨一冬晴。清明秫秫谷雨花，立夏前后栽地瓜。

立夏是夏季的第一个节气，也就是每年公历的 5 月 5 日或 6 日，太阳到达黄经 45°的时候。

我国古代将立夏的十五天分为三候：一候蝼蝈鸣；二候蚯蚓出；三候王瓜生。

《莲生八戕》一书中言道："孟夏之日，天地始交，万物并秀。"《素问·四气调神大论》记载："夏三月，此谓蕃秀。天地气交，万物华实，夜卧早起，无厌于日，使志无怒，使华英成秀，使气得泄，若所爱在外，此夏气之应，养长之道也；逆之则伤心，秋为痎疟，奉收者少，冬至重病。"炎炎夏日来临，农事进入繁忙期，人们的心也变得火热，在中医看来心应夏季属火，为君主之官，神明出焉，主明则下安，主不明则十二官危，只有心神安宁，则一身得安，若是心神不宁，则一身失调，各自为病。夏季养生很重要，赶快学、赶快记。

立夏要"斗蛋"，还要睡子午觉，还有很多你不知道的，赶紧安排吧！

夏季阳气浮越，应"使华英成秀，使气得泄"，不可多静得多动，去做个汗蒸出出汗挺不错。你要也这么想那就大错特错了，汗应该怎么出，你会吗？

夏季太阳越来越大，白白净净的小姑娘要是不防晒可就变成黑煤球了，快来学学防晒知识吧。

夏天喝绿豆汤凉凉快快，有一味野草胜绿豆汤百倍，你家楼下说不定就有，你可用它解过暑？

立夏，你"斗蛋"赢了吗，子午觉睡了吗

立夏，是夏天的第一个节气，温暖的春天结束，炎热的夏季即将开始。此时温度上升，气候变热，大街上人们衣衫轻薄，美女如云。自古以来，重视养生的中国人在立夏有很多养生习俗传承，除此之外，有一些对养生不利的错误举措需要大家注意。

一、立夏斗蛋

是把鸡蛋或鸭蛋煮熟以后，蛋头对蛋头，蛋尾对蛋尾，相互碰撞直至撞破蛋壳为止，当然，破壳后的鸡蛋立刻会成为孩子们的美餐。老百姓认为，夏季炎热，有的孩子会因为气候的问题出现胃口不好、饮食减少、四肢乏力的情况，称之为"疰夏"。疰：音柱，疰夏是一种与夏季相关的疾病，根本原因是身体虚弱，外在诱因是天气炎热。民谚有云："立夏吃只蛋，石板能踩烂""立夏胸挂蛋，孩子不疰夏。"李时珍在《本草纲目》中论述："鸡子……卵白象天，其气清，其性微寒，卵黄象地，其气混，其性温，卵则兼黄白而用之，其性平，卵白能清气……卵黄能补血。"看似普通易得的鸡蛋，实则内蕴阴阳，可以补益气血，所以立夏吃蛋有补虚之意，就是用营养丰富的鸡蛋补益身体，使得孩子身体强壮，能够度过炎热的夏季，不生疾病。吃掉鸡蛋之前，进行斗蛋比赛，在娱乐活动匮乏的年代，对孩子们来说，无疑也是一件乐事。

二、睡子午觉

夏季，昼长夜短，人们白天活动量加大，晚上睡眠时间变少，所以午睡很重要，中医提倡睡子午觉，半夜 11 点到 1 点为子时，从子午流注理论来说，是胆经主时，子时安睡可以使得胆气正常升发，补养肝血肾精，中午 11 点到 1 点是午时，在五脏对应是心，在午时，如果能休息半小时左右，可以平衡阴阳，保护心脏，科学研究表明，适度午睡可以明显减少

冠心病的发病率。午睡还能消除疲劳，提神醒脑，有利于下午工作效率的提高。养生应该子时大睡，午时小憩。子时入睡是指十一点已经进入睡眠状态，开始打呼噜，而不是才去上床开始刷手机。午时小憩，午睡有半小时即可，午睡时间过长会使人头目昏沉。

三、少吃冷饮

夏天来临，很多人大量批发雪糕冷饮，放在冰箱、冰柜里每天食用，成为常规食物。孔子云："不时，不食。"就是说，不是当季食品，应该避免食用。在人类漫长进化过程中，夏天，雪糕冷饮都是不存在的，加之现代人体力活动少，阳气不足，体质偏虚偏寒，进食寒凉食物无疑雪上加霜，对身体有害。从中医理论来说，天人相应，人体的情况和地窖相似，地窖是冬暖夏凉，人体亦然，冬天阳气主要蕴藏在内脏，手脚凉；到了夏天，人体的阳气浮越在表，内脏的阳气不足，如此时进食大量雪糕、冰镇饮料，很容易造成脾胃阳气受损，容易引起腹痛、腹泻等问题，长此以往，对健康不利。所以，不建议大家批发雪糕过夏天，尤其是小儿，脏腑娇嫩，元气未充，更不适合大量吃冷饮。所以，夏天吃冷饮，偶尔为之可以，天天食用实不可取。

四、药物调治

中医学认为热邪耗气伤阴，天气炎热，很多人出现精神差、四肢乏力、口干舌燥的问题，如果是精神差、乏力的人群，主要是气虚，可以每天用西洋参3g，煎煮20分钟代茶饮，以补气养阴；口干舌燥、小便次数多的人群，是体内有热邪，可以用芦根每日10g，煎煮20分钟代茶饮，芦根能清热泻火、生津止渴、利尿，而且味道甘甜，价格便宜，非常适合夏天解暑用。

立夏养生，你养对了吗？

战战兢兢，汗不敢出，这是为什么

梅女士年方四旬，工作环境在一楼，潮湿阴凉。久而久之，感觉身体怕冷，比别人穿得厚也不行，也从不出汗。虽然有一颗玲珑少女心，偏偏现在却是弱柳寒鸦质。即使夏天，也不敢穿裙子。到了寒冷的季节，更是"棉衣围困万千重"。本来容貌俏丽，穿着却臃肿无比，为此大为苦恼。

人到中年，她也关注一些养生知识，认为自己身体寒气太重了，排排寒气就好了。于是每天下班后兴冲冲直奔汗蒸房，本以为这下子就能把寒气完全清除了。谁知道连续汗蒸十天后，更加怕冷，背部发冷，手脚更加冰凉。她自嘲道，在汗蒸房，我倒是汗流如注，为什么一走出来，就"战战兢兢，汗不敢出"呢？

毫无疑问，梅女士怕冷症状加重和汗蒸关系很大。无独有偶，我的门诊还有一位中年黄女士，因为子宫肌瘤出血过多，无奈切除了子宫，手术后身体变得很虚弱。过年时候，朋友小聚，中午聚餐后几位女士提议去汗蒸放松一下，她也去了。谁知道，回来后晚上腹痛尿急，却尿不出来，无奈去医院，医生诊断为尿潴（zhū）留，插了导尿管才排出尿来。这次导尿的经历让黄女士痛苦不堪，思来想去，疑惑是不是和下午汗蒸有关系。

两位女士的遭遇，确实和汗蒸脱不了干系。我听了她们的倾诉，耐心地给她们做了解释。

汗蒸是一种时尚的休闲方式，为广大朋友所喜爱。通俗地说，汗蒸就是在高温环境里，让人体被动出汗，以达到排毒、养颜、祛寒等效果。有的汗蒸房，还提供喝茶、聊天、打牌的环境，有的朋友喜欢在里面长时间放松。汗蒸虽然有诸多好处，但是并不是人人适用，而且也不是蒸的时间越长、越频繁越好。

清代吴鞠通在他的《温病条辨》里写道："盖汗之为物，以阳气为运用，以阴精为材料。"运用是指动力，材料是指物质基础，阳气对阴液的鼓动、温煦和蒸化是汗液产生和排出的动力，人体出汗受到体内阴阳相互

第七篇

立夏

作用的影响，正常出汗有调节体温、保持阳气和阴液的平衡、排出体内废物与邪气的作用。

出汗有主动出汗与被动出汗两种，只有运动后出汗才是主动出汗，其他因为天气炎热、环境、心理压力导致出汗都属于被动出汗，汗蒸就是为人体提供了一个热的环境而出汗，属于被动出汗。中医提倡的是主动出汗，像汗蒸这样的被动出汗可能对寒性体质的人，或者一些寒性的关节炎、胃肠病、妇科病有一定的辅助治疗作用，但是不分体质，不论对象，频繁的汗蒸则会损害阳气，耗伤阴液。

中医学认为，梅女士的怕冷症状是阳气虚的表现，连续汗蒸 10 天后更加畏寒怕冷，是因为身体被动出汗过多，损耗了自身阳气，使阳虚的体质更加虚弱。原本适度汗蒸可以改善循环，祛寒健体。相反，连续 10 天频繁汗蒸，无异于拿着大棍子把自己身体里的阳气赶出来，造成阳虚更甚，所谓过犹不及。

而黄女士在子宫切除手术后，伤及元气，身体还处于虚弱阶段，宜缓缓培阳固本，不宜汗蒸，一场汗蒸汗流如注，阳气受损，推动无力，有尿却无力尿出，导致尿潴留，需要急诊插尿管导尿。

从上文我们得知，汗蒸有特定的服务人群，不是人人都能汗蒸，到底哪些人不能汗蒸呢？

心脏病、高血压、糖尿病、高血脂的患者，病情严重时不适合汗蒸；低血压、身体虚弱、空腹、过度劳累时也不宜汗蒸；未曾生育的男性不宜汗蒸，因为汗蒸会降低精子的质量；小孩、孕妇不宜汗蒸。

夏日防晒，一水、一粥、一面膜，
帮你做小龙女般的雪肌美人

金庸小说《神雕侠侣》中的小龙女是一位天仙般的美女，小说中她是这样出场的：只见一只白玉般的纤手掀开帷幕，走进一个少女来……看来约莫十六七岁年纪，除了一头黑发之外，全身雪白，面容秀美绝俗。

小龙女的雪白肌肤除天生丽质以外，常年居于地下古墓不见阳光也是主要原因。但是现代美女们不可能居于古墓，整天待在房间也会有折射进来的紫外线，况且不出门晒太阳，一来容易缺钙，二来缺乏锻炼导致身体差。

那么问题来了，炎炎夏日，如何防晒，做一个雪肌美人？除了必要的防晒霜、衣服、帽子、太阳伞之外。还有中草药为您助力。

下面为你推荐一水、一粥、一面膜，防晒美白，每日进行中。

一水：桑叶甘草水。在黑色素细胞里，酪氨酸在酪氨酸酶的作用下，逐渐转化为色素颗粒。美白剂的作用就是抑制酪氨酸酶的活性，或者阻断酪氨酸生成黑色素的途径。研究发现，甘草及桑叶中的物质可以抑制酪氨酸酶活性，从而抑制黑色素形成。每日用桑叶 20g，生甘草 10g 煎水，早晚洗脸，可以防晒，并且修复晒后皮肤。

一粥：百合薏仁粥。中医学认为，皮毛属肺，皮肤被晒伤，属于肺受热邪，可以内服清肺养阴的药物。宋代苏颂的《本草图经》中认为百合"作面最益人，取根曝干，捣细，筛，食之如法"。意思是说清肺热、补肺阴的百合可做面膜，也可服食来美容。薏苡仁历来就是健脾养胃，补肺清热的食疗佳品。可以取用百合 10g，薏苡仁 20g，小米 30g，每晚熬粥喝，对于夏日美白皮肤，防晒养颜大有益处。

一面膜：五白散面膜。相传慈禧在老年时，依旧肤色白皙，得益于她常年使用珍珠粉敷脸，正如李时珍在《本草纲目》中所说："珍珠涂面，令人润泽好颜色。"白芷、白僵蚕在中医学历来是美容除斑的要药。《本草纲目》认为白芷"长肌肤、润泽颜色，可做面脂"。《名医别录》中认为白及可以"治面上皯（gǎn，皮肤黧黑枯槁）疱，令人肌滑"。陶弘景认为茯苓"利窍而益肌，上品仙药也"。白珍珠配合白芷、白僵蚕、白茯苓、白及为五白散，上述药各 20g，磨粉，蜂蜜水调好，每晚敷脸半小时，可以对晒后皮肤有很好的修复美白作用。上药敷脸前一定要在手腕内侧皮肤涂抹实验，以防止皮肤对其中某种药物过敏。

炎炎夏日，长裙摇曳，肤白胜雪，你想不想？

夏天上火，小伙子尿频、尿急、尿痛，
一种味道甘甜的野草煮水解忧

夏日炎炎似火烧，这几天，上火的病人真不少。一天门诊，病人小李诉说他的不适，小李平时就怕热，冬天的时候可以少穿点，到了夏天，在这高温37℃的天气里，更是难受，口干口渴，喝了水一会就又渴了。最难受的是一会去一趟厕所小便，每次去了小便量也不多，尿路口还有一点疼痛，曾经在某门诊化验尿常规，结果显示他是尿路感染，吃了5天的消炎药，症状有点改善，但是前天单位加班，任务重，心理压力大，又没及时喝水，尿频、尿急、尿痛的症状又出现了，小李想着不能总吃消炎药，所以到了中医门诊。

听完小李的述说，看了舌脉，我对小李说："你的病从中医学角度来说叫热淋证，可以吃中药调理。给你开几剂中药清热、解毒、利尿。"听完我的建议，小李却眉头紧锁，不大情愿，他说从小就害怕吃中药，想到黑乎乎的药汤，苦涩的药味就发愁，有没有什么中成药可以吃，或者有不苦的中药呢？

不苦的中药？小李的要求倒是提醒了我，我给他开了白茅根60g，每日1剂，水煎20分钟，代茶饮，3天以后，小李复诊时高兴地说："尿频尿急的症状基本消失，白茅根水一点都不苦，还有甜丝丝的味道，颠覆了我对苦涩中药的认识，而且喝了以后满口生津，口干口渴的症状都消失了。"针对小李本身是热性体质，到了夏天容易口干口渴、尿路感染的情况，我建议他可以每日用20～30g白茅根煮水喝，每次煎煮20分钟，多放水，代茶饮。小李问我，不能泡水喝吗？这样简单些。我说："对于根茎、果实、种子类的药材，泡水喝的话，很多有效成分难以溶出，还是煎煮能够更大限度地利用药材，其实也不麻烦，早上煮20分钟，拿大杯子带到单位就可以喝了。"自从每天服用白茅根水，小李的口干、尿频、尿急再也没犯过。

白茅根药用记载出自《神农本草经》，应用开始于秦汉时期，至今已有 2000 余年历史，李时珍说其叶子像矛一样，所以称为茅，因其开白花，所以叫白茅，成语"如火如荼"中的荼就是说白茅的花，北宋苏颂在《图经本草》中记载："白茅处处有之，春生芽，布地如针，亦可啖。"就是能吃的意思，白茅根味道甘甜，很多地方的人都有食用白茅根的习惯，现代人更是利用白茅根甘甜清热的特点，做成解暑的饮料。

《神农本草经》记载白茅根可以补虚、清热、利小便。其味甘、性寒，具有凉血止血、清热利尿之功效。可以用于发热、出血、水肿、黄疸、尿路感染等疾病地治疗。

如果出现发热的情况，用白茅根煮水喝，既能退热，又能改善患者口干的症状，对于尿血、鼻出血、咳血、外伤出血等多种出血病证，白茅根也有很好的止血作用，有血液科医生用鲜白茅根 60g，鲜小蓟 30g 煎汤，冲服玳瑁粉 2g 治疗急性白血病的鼻出血，疗效确切。水肿的病人用了白茅根小便量会变多，水肿改善，有黄疸的病人也可以用白茅根入药清热退黄。现代研究白茅根有一定的抗菌作用，可以用于炎症治疗，也有用白茅根的利尿作用，配伍菊花、决明子做成降压茶，有一定降血压的作用。

夏天到了，您是否也有口干舌燥、尿频尿急的痛苦，还在喝传统的绿豆汤吗？不妨喝点甘甜的白茅根水生津止渴，清热解暑吧！

乡村四月闲人少，才了蚕桑又插田

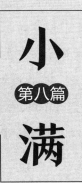

小满

第八篇

故里行

佚名

小满晨风故里行，时有布谷两三声。

满坡麦苗盖地长，又是一年丰收景。

小满三天遍地黄，再过三天麦上场。小满种高粱，不用再商量。

小满是夏季的第二个节气，也就是每年公历的 5 月 21 日前后，太阳到达黄经 60°的时候。

我国古代将小满的十五天分为三候：一候苦菜秀；二候靡草死；三候麦秋至。

《月令·七十二候集解》中记载："四月中，小满者，物致于此小得盈满。"意为从小满开始，北方大麦、冬小麦等夏熟作物籽粒已经开始渐渐饱满，但尚未成熟，与此相对应的，小满过后天气逐渐炎热，闷热潮湿的夏季即将来临，空气中的湿气慢慢增多，作用于人的身体，会使人们乏力懒动，易造成胸满、腹满、胸闷等问题。想要清凉一夏，快来学习养生方法吧。

小满时节麦子逐渐饱满，有些人也"饱满"起来，是哪些人如此顺应天时？竟还有只"浇水"不"施肥"就能胖起来的人！快来看看是谁喝凉水都长胖。

夏季祛湿套路多，乱花渐欲迷人眼，正确的医学知识很重要，你被迷惑了吗？

夏日午后泡茶喝，清心火、利小肠、排湿气，泡点药不是更好，可一般人都泡错了，怎么回事？

带状疱疹在中医多认为是湿热之邪，这个时候得了带状疱疹，又热又疼可太难受了，数月服药无果，中医竟有好办法，让你超快远离痛苦。

水肿、肝郁气滞、胃火旺盛真的是易胖体质，你对号入座了吗

"喝凉水都能长胖"这句话大概是对易胖体质最形象的形容了。很多瘦不下来的人都觉得自己是易胖体质。那么究竟什么是易胖体质呢？以下三种体质都是易胖体质。

一、松软的胖子——水肿体质

有人抱怨自己是一个松软的胖子，虚胖得像个面包，这种人属于水肿体质，就是多余的水分滞留在体内。只要去掉这些多余的水分，一周瘦2.5kg不是梦想。是什么原因让你成为水肿体质的呢？从中医家的脏腑理论来看，水肿体质的根本原因是脾虚，脾为后天之本，能够运化水谷，如果脾功能不足，运化功能失常，水液代谢就不正常，水分留在体内，让你发胖。

如何改善水肿体质呢？刚才谈到根本原因是脾虚，所以对证良方就是健脾。别着急，健脾不是让你喝中药、做按摩、扎针。有一种不花钱还能有效健脾的方法就是锻炼。脾主四肢肌肉，四肢肌肉活动了，脾气才能健运。代谢功能正常了，自然就能瘦下来了。

除了锻炼身体健脾减肥，水肿体质的人还需要注意饮食，不能吃的过咸，因为吃盐太多，也会让水分更多地留在体内；也不要吃太多甜食，中医理论认为甘生湿，太多甜味的东西，容易在体内形成湿邪，表现在外就是容易虚胖水肿。

二、郁闷的胖子——肝郁气滞体质

有的人总是闷闷不乐，各种纠结，房子不够大、工作薪水太少等，同样的问题，别人一笑了之，他可能就会日思夜想，愁肠百转，出现胸闷、腹胀、多叹息、嗓子不舒服，总觉得有东西堵着，女性可能会见到月经前

乳房胀痛、情绪烦躁、悲伤易哭，这样的人就是肝郁气滞体质，别人对他的印象就是"小心眼"。

在中医五行理论里，肝属木、脾属土，肝与脾是相克的关系，脾是运化身体内水谷的主要执行者，经常情绪不佳的人，肝气处于郁滞状态，肝失疏泄，也会影响脾运化，也就是肝木克伐脾土，上文中提到胖的原因与脾最为相关，肝的功能失常，脾运化不佳，代谢废物堆积，也会出现肥胖。

所以，长期抑郁的情绪也是导致你发胖的原因，解决的办法就是多参加社交活动，有几个知心朋友，有一两种怡情养性的业余爱好，比如围棋、书法等，定期锻炼身体，上述措施都能有效改善不良情绪，如果你做到这些，体重也能随之减轻。

三、贪吃的胖子——胃火旺盛体质

其实影响人体胖瘦的主要原因和新陈代谢及能量储存有关。当人体新陈代谢程度大于能量储存程度时，就不容易发胖，反之就会有发胖趋势。简单地说，就是入大于出。

生活中可以看到有的人特别地能吃，曾经有病人说他和朋友一顿饭就吃了一只羊，这样的人就属于胃火旺盛。胃火旺的主要表现是容易饿、吃得多、喜欢吃寒凉的食物，有时口臭，或者牙痛、大便不通、小便短黄、舌头偏红、舌苔偏黄。当然不是每个胃火盛的病人，上面的症状都会出现，但是肯定有一个共同点就是食量特别大，会导致营养摄入过多而发胖。

如何解决胃火盛导致的肥胖呢？首先就是饮食要有规律，不要饥饱失常，饿的时候容易吃更多；其次就是放慢吃饭的速度，从吃饱到大脑收到信号需要一段时间，如果你进食速度过快的话，肯定会吃过量的食物；此外还要了解，除了大家所熟知的进食淀粉类或者油腻食物让人变胖外，饮料里含有大量的糖，也是苗条身材的杀手，一瓶普通的 500mL 饮料里一般有 50g 的糖，如果你每天喝 4 瓶饮料，就有 200g 的糖进入体内，让你发胖。除了上面的措施，你还应该定期锻炼减肥，如果按照上面的要求做了还是没改善，就求诊正规中医院的中医师，让他帮你调理胃火盛的问题吧。

夏季祛湿四问

夏季气候炎热潮湿，在这种环境下人们极易被湿邪侵袭，因此很多人都忙着祛湿。有人天天煮生姜水，有人跟风买红豆薏米粉。下面是我在临床工作中，整理的常见四个关于祛湿的问题。

一、祛湿方法都是一样的吗

其实导致湿邪的原因不同，所以对策也不同。

湿是中医说的六邪中的一种，六邪包括风、寒、暑、湿、燥、火。中医学认为湿气的产生有内因和外因两种，外因是人体感受外环境中的湿邪而生湿，汗出当风、中暑及长期在潮湿的环境中工作（如浴池搓澡工、井下工作人员）可能会感受一些湿邪、寒邪、热邪、暑邪等，这些是外湿。湿气很少单独存在，一般会与寒、热等邪气共同存在。

还有一种是内湿，大多数城市人生活、工作条件较好，经常会接触到肥甘厚腻不易消化的食物，极易产生内湿，如长期吃肉，进食含油量较大的食物，偏爱甜食、饮料、小零食等，由此产生的湿气属于内湿中的实邪，结合体质属热的人，就会产生湿热，遇上体质属寒的人则会产生寒湿。

产生内湿的原因还有一个是脾虚，中医学认为"脾虚则湿盛"，因为脾脏的功能之一是主运化水湿，脾脏能运化水湿，使水液运化正常不停滞于体内。脾虚则运化水湿能力下降，停滞于体内就会形成湿气。

另外，许多疾病也能导致脾虚，使体内湿邪不化，如肝郁情志不调会造成脾虚；长期郁闷的人情志不畅、肝气郁结，"肝木克脾土"，久而久之也会使脾的运化功能出现障碍；性格比较内向或急躁的人肝气容易不舒，

第八篇

小满

长期如此也会脾虚。

生活中，我们常会见到长期脾虚的人又偏爱肥甘厚腻，其本身脾较虚，又常进食油腻食物，会让本身就虚弱的脾雪上加霜，进而加重体内水湿运化障碍；又因为"脾喜燥而恶湿"，加重体内水湿反过来又会伤脾。如此反复会形成恶性循环，使湿热或寒湿蕴藏于体内。

上面提到湿邪产生有外来的，有脾虚或者肝木克伐脾土内生之寒湿或者湿热，如果是外来之湿，可以脱离原有环境，辅以调治；如果是内生寒湿可以温阳化湿，内生之湿热可以清热燥湿，具体可以咨询中医师，别盲目跟风。

二、祛湿治疗一周却无效

答案是：长期治疗才有效。

湿邪的特性是黏腻重滞，因此非常难祛除，再加上湿邪不会单独存在，常与热、寒、暑夹杂在一起，所以其治疗短期不会见效。一般的寒证、热证会短期见效，湿证则需要长期调治才能见好。

在祛湿之前一定要找到造成湿邪缠身的原因，对症治疗才能起到祛湿的效果。先辨清自身的湿气是内湿还是外湿，属于湿热还是寒湿。如果是因为外湿，像工作环境等，就要避开潮湿的环境。如果是内湿，看是属于实证还是虚证，实证可能与饮食有关，需忌食肥甘厚腻、少吃甜食、少喝饮料，饮食要清淡。虚症如脾虚，就要健脾，山药、莲子都是不错的健脾食物，通过健脾增强运化水湿的能力，能帮助祛湿。此外，薏苡仁、玉米须也可以祛湿，可以酌情选用。

祛湿的方法有：①饮食调理；②运动，有些人进食量大却不爱运动、形体较胖，属于素体痰湿较盛；③情志调节很重要。还常见一种湿热较重的病人与饮酒有关，多见于男性，长期进食肥甘厚腻再加上大量饮酒，导致体内湿气较重，因此在进食清淡的同时，还要注意控制饮酒量。所以，祛湿不能短期见效，要长期坚持治疗调理。

三、拔火罐就能祛除湿气吗？时间越长效果越好吗

不少人说拔火罐最少要半小时，有的人认为拔出水疱来才能体现拔火罐的效果，尤其是一些老人持这样观点的比较多。而拔火罐真的是时间越长越好吗？

拔火罐根据火罐大小、材质，负压的力度各有不同。但是一般以从点上火闪完到起罐不超过十分钟为宜。因为拔火罐的主要原理在于负压而不在于时间，如果说在负压很大的情况下拔罐时间过长直到拔出水疱，这样不但会伤害到皮肤，还可能会引起皮肤感染。

拔火罐后不能马上洗澡，很多爱在浴池洗澡的人常说："火罐和洗澡，一个也少不了。"确实，温热的洗澡水和温热的火罐，洗完再拔，拔完再洗，想想都舒服。可是这顺序还真要注意，可以洗完澡后拔火罐，但是绝对不能在拔罐之后马上洗澡。

拔火罐后，皮肤是在一种被伤害的状态下，非常脆弱，这个时候洗澡很容易导致皮肤破损、发炎。而如果是洗冷水澡，由于皮肤处于一种毛孔张开的状态，很容易受凉。所以拔火罐后一定不能马上洗澡。

拔火罐有多种作用，比如增强免疫能力、调节肠胃、疏通经络、祛湿排毒等，但如果是为了祛湿排毒而来，最好和食疗相结合，因为湿气分为内湿和外湿，拔火罐对外湿有效，而内湿则需要食疗来调理，祛湿常用的芡实薏仁茶效果不错，不妨配合拔罐同时进行，祛湿效果更彻底。

经常看到会拔出很多水或水疱，这就是排除湿邪吗？仅单一盲目地依靠这些反应就给出判断，显然是不够准确的。在推断病情的过程中，要综合考虑多种因素，这样才能给出准确的病情判定。比如，刺血拔罐后出现黑血、血块，可能存在气滞血瘀、有热毒的病症；而拔出水、水疱，多数属于湿寒体质；体内风邪比较重的人拔罐后易出现血沫子；还有人刺血拔罐后易出现血液喷射的情况，这些人一般气血过盛。但是，刚出过汗的人去刺血拔罐，也可能会拔出水；还有人拔罐时间过长，也会在拔罐后出现皮肤水疱；出血多的人还有可能是有凝血障碍的患者。所以，拔罐后的不

同情况可能在某种程度上反馈出患者的身体情况，但绝对不是单一因素，还要考虑到患者拔罐时的身体状态、周围环境、疾病史、年龄等多种因素。

四、蒸桑拿可以祛除湿气吗

游泳、桑拿并非绝对禁忌，被动出汗总是不如主动出汗好，蒸桑拿、火疗不是人人合适。

中医学认为两种产生湿气的途径会相互影响，也就是说，外界环境中的湿气侵犯人体容易损伤脾气，饮食不节也可以导致脾的运化功能失常，使湿从内生；而脾的运化功能失常又可以使外湿更易侵袭人体。因此，湿气严重的人应适当减少蒸桑拿和游泳的次数。特别是患有疮疡、湿疹、渗出、关节肿痛等的患者应避免频繁蒸桑拿、游泳等。对于那些仅表现为湿性体质（痰湿体质或湿热体质）的亚健康人群，适当运动（包括游泳）会增加脾的运化能力，反而更有利于湿气祛除，适当桑拿也不会增加体内湿气。总的来讲，潮湿的外界环境会对湿气重的病人产生影响，但并不是所有湿气重的人都绝对不能游泳和蒸桑拿，如果拿不准就让专业中医师来帮你吧。

保健养生，泡茯苓、泡枸杞、泡虫草、泡石斛，
全部都是错

一天门诊，一位30岁的女病人，拿着从某个药店买的健脾利湿茶来咨询我，这个中药茶是用透明的塑料袋包装，里面装着炒薏苡仁、茯苓2种药材，1天1包泡水喝，声称可以健脾利湿，她问我："这个茶效果怎么样？"我的回答是："不会有什么明显的效果。"病人很疑惑，说是上网查过了，茯苓和炒薏苡仁都有健运脾胃、渗利水湿的作用，为啥没用？我说："茯苓、薏苡仁确实是祛湿良药，关键是你用法不对。"

无独有偶，旁边的几个病人听见了，有人说自己天天用枸杞泡水喝，有人说早上一上班就泡一根虫草，有人说天天泡石斛喝，这些做法难道有

问题吗？

我回答：这些都是补虚的药材，大家泡服是为了强身健体，补益身体，愿望是美好的，服用方法却是错误的。

错误一：有效成分难以溶出，浪费药材

为了疗效得最大化，对于根茎、种子、果实类药材应该尽量煎煮，因为泡服饮片皆为干品，尤其根及根茎类、果实、种子类药材，质地坚硬，成分复杂，大多数中药细胞内所含的蛋白质和淀粉，在未膨胀状态下，用沸水浸泡，使其骤然受热而凝固，细胞壁硬化，以致阻塞饮片毛细管的通道孔隙，水分难以进入，而有效成分又难以向外扩散，故有效成分不易溶出。其实每次去中医院，中医总是告诉病人，抓好的中药要先拿凉水泡半小时左右，然后上火煎煮，凉水泡的目的是充分浸透药材，煎煮的目的是为了有效成分更好地溶出，如果单纯开水泡能解决问题，还要煎药锅何用？

本人曾经做过实验，药店抓取切成 1.5cm 直径小方块的茯苓，用凉水泡半小时，然后煎煮半小时后，切开，里面都是干硬的白心，也就是没有煎透，煎一个小时才能完全煎透，像茯苓这样泡半小时，煎半小时都不能煎好，开水泡服又能溶出多少有效成分？生活中大家都有常识，薏苡仁质地坚硬，煮半小时都不见得能煮熟，又怎么能希望开水泡出有效成分？

近年来，能滋补肺肾的石斛被炒得很热，人们多以石斛鲜品或干品泡茶，其实石斛这味药材，入汤剂需先煎或久煎，也就是要煎煮 40 分钟以上，才能使其有效成分析出，泡水喝会造成石斛资源浪费和消费者经济损失。

同理，枸杞、虫草也是如此，枸杞是果实，泡水时水基本透明，仅有淡淡的红色，但是煎煮半小时以上，汤液会变得非常稠，有很多沉淀，说明有效成分溶出充分，至于冬虫夏草，是幼虫身体加菌类，类似于肉加蘑菇的组合，你家的小鸡炖蘑菇要炖半小时以上，冬虫夏草也应该受到同样的对待。

错误二：泡水喝存在卫生安全隐患

中药材从采收加工到运输、贮藏、保管、销售，要经过相当长的过程，药材长期暴露在自然环境中，难免污染，尤其是根类药材，难免混入泥土等，也许携带有大量的微生物甚至虫卵，泡服中药未经加热煎煮，微生物及虫卵就得不到有效杀灭，存在卫生安全隐患。

听了我地解释，门诊的几个病人都恍然大悟，纷纷表示，以后家里用于保健的枸杞、石斛、黄芪、茯苓等中药，还是要拿凉水先浸泡半小时，然后煎煮半小时以上再服用。

为什么都是带状疱疹，
一个疼了半年，另一个五天就好了

60 岁的张大姐因为带状疱疹来门诊就医，就诊时见右侧肩部、后背部四处带状疱疹，患处水疱如绿豆或小米大，水疱里面有透明水液，疼痛剧烈，白天不能干活，晚上影响睡眠。张大姐说已经用阿昔洛韦输液治疗四天，局部也涂抹了阿昔洛韦凝胶，但是带状疱疹仍然有加重的趋势，疾病让张大姐痛苦，她的心里更充满了恐惧。

张大姐为啥恐惧？是因为家里已经有了一个带状疱疹病人了。原来张大姐的老伴在去年春节前得了带状疱疹，当时病情较重，右侧后背都是疱疹，大的带状疱疹水疱融合，有一元钱硬币那么大。当时张大姐说把大水疱里的液体拿针管抽了吧，有个学医的亲戚说："千万不行，万一感染了怎么办？"硬生生让那些水疱里的毒液自行吸收了。老伴白天、晚上疼痛，疼痛剧烈时以头撞墙，需要张大姐和儿子按住，又输液、又抹外用药、又吃中药，过了一个月带状疱疹才慢慢好转，水疱慢慢结痂消退，疼痛没有之前厉害，但是也影响睡眠，一直到三个月后，病情才大有缓解，却后遗神经痛。一直到现在老伴背上仍然不舒服。这半年来张大姐白天晚上地照顾老伴，陪着去输液、煎煮中药、给背上抹药，大姐说："生生地把我累病了。现在我也得了这个病，要是和老头那样疼，那样病情缠绵，半年才好，谁来照顾老头和儿子，谁来干家务。"

第一天治疗是有疱疹的部位局部消毒，然后用一次性针头（梅花针叩刺也可以，但是需要一人一个梅花针）快速散刺十几下，刺血根据疱疹的面积大小，水疱的多少而定，要把所有的水疱都刺破，让水液排出，然后在刺血处加拔火罐（火罐也要严格消毒），留罐10分钟，让伤口处的水液和黑色血液排出。起罐后消毒局部皮肤，这样处理完后，张大姐说局部疼痛减轻有80%。我嘱咐大姐，刺血局部可以涂抹莫匹罗星之类的消炎软膏，防止感染，这几天不可以洗澡。

第二天刺血局部都结了痂，大姐说之前几天虽然一直输液、抹药，但是水疱不断增多，有扩大趋势，昨天刺血后没有新的水疱出现，心里面踏实多了。我让大姐趴好，消毒后围刺疱疹局部，就是用一次性针灸针在疱疹周围贴皮斜刺，针尖朝向疱疹中心部位，然后针刺右侧胸四到腰二的夹脊穴。

第三天大姐来的时候很高兴，说没有新的水疱了，疱疹也不疼了，就是背上有点憋胀，我给大姐做了背部督脉及足太阳膀胱经刮痧，在出痧最严重的肝俞及胆俞放血拔罐。病人自觉背部轻松，憋胀症状消失。然后仍然围刺疱疹局部，针刺右侧夹脊穴。

第四天大姐完全不疼了，背部也没有憋胀感，我给大姐做了右侧夹脊穴的针刺，围刺疱疹局部，并针刺远端的足三里、丰隆、阳陵泉、太冲穴以疏肝泻热、健脾和胃、顾护正气。

第五天治疗同第四天。

经过五天治疗，大姐的带状疱疹痊愈，并且没有后遗神经痛。

时下很多人对中医的认识就是喝中药，其实中医学还有很多非药物疗法，比如针刺、艾灸、刮痧、拔罐、放血、穴位贴敷等，这些治疗都体现了中医简、便、验、廉的特点，并且对有些疾病有立竿见影的作用，我今天分享这个病例，是希望更多的人知道非药物疗法，更多的中医使用非药物疗法。

东风染尽三千顷，折鹭飞来无处停

芒种

第九篇

芒种后积雨骤冷

【南宋】范成大

梅霖倾泻九河翻，百渎交流海面宽。

良苦吴农田下湿，年年披絮插秧寒。

芒种怕雷公，夏至怕北风。芒种夏至是水节，如若无雨是旱天。

芒种是夏季的第三个节气，表示仲夏时节的正式开始，在每年公历6月5日前后，此时太阳到达黄经75°的位置。

我国古代将芒种的十五天分为三候：一候螳螂生；二候鹏始鸣；三候反舌无声。

《月令·七十二候集解》中记载："五月节，谓有芒之种谷可稼种矣。"其含义是：大麦、小麦等有芒作物种子已经成熟，抢收十分急迫，农民也因此忙了起来。芒种时节风火相煽，再加农活繁忙，人们易感到烦躁不安。夏季应心，此时养生切忌恼怒忧郁，应当调畅情志，使气血得以宣畅，通泄得以自如。

夏季心烦不得安，有的人燃沉香凝神静气，你却只能燃蚊香，你可听说过宝物沉香？

芒种收麦子累死人，不像城里人坐办公室舒舒服服，可现在的城里人没你想的那么快活，他们有他们的"痔"命缺点。夏季痔疮大流行，你赶潮流了吗？

芒种辛劳，又值端午，还要预防邪秽乘虚而入，怎么才能远离"秽气"？中医给你支几招。

古人夏季弯腰务农，今人夏季低头玩手机，是盼富贵，还是盼富贵包，你心里得有点数。

这种产自广东、海南，每千克超过百万元的贵重药材

看过电影《宝莲灯》的人，都知道里面的主角是一个叫沉香的男孩，我们今天讨论的不是这个男孩，而是一种叫沉香的贵重药材，同时也能用作香料。唐代苏恭在《新修本草》中记载："沉香、青桂，同是一树，出天竺国。"就是如今的印度及东南亚等地。宋代苏颂在《图经本草》中记载："沉香、青桂等香，出海南诸国及交、广、崖州。"就是说沉香主要的产区是海南、广东及台湾等地。

瑞香科植物沉香树产于印度、越南、马来西亚等地，20 世纪中国才引种成功，所产沉香称之为番沉香。瑞香科植物白木香树是中国几千年来沉香的植物资源，所产沉香称之为土沉香。白木香树是广东、广西、海南等地特有的乔木，树皮平滑呈灰色，木身白色或者浅黄色，所以称之为白木香。土沉香主要产自于岭南地区，中国香港面向南中国海，背靠祖国大陆，洋面广阔，有着天然的地理优势，是沉香买卖的集散地，大量的沉香在香港装箱上船运向世界各地，所以慢慢有了香港这个称呼。

一、沉香如何形成

《本草纲目》这样记载："木之心节置水即沉，故名沉水香。"就是说沉香要比普通木材重，在水中会沉入水底。大家都有常识，普通木材的密度比水轻，会浮在水面上，而沉香木却会沉水，这是为什么？因为沉香木中含有树脂。首先纠正大家一个认识误区，并不是在森林中找到一棵白木香树，就算找到了沉香药材，也许整棵树上连 1cm 的沉香也没有，沉香是由沉香树或者白木香树受伤后，伤口被真菌感染而分泌出香脂，经过多年沉积凝结，形成含有树脂的木材。

李时珍的《本草纲目》里根据沉香的品质分成三等，入水即沉的"沉香"为上品；入水半沉的"栈香"是中品；入水不沉的"黄熟香"为下

品。明代周嘉胄所著《香乘》中把沉香分成四种：因树木自身病变而凝结的为"熟结"；用外力比如刀砍斧凿使得树木受损，伤口产生树脂凝结的为"生结"；因为虫子蛀咬，树木受损，在虫洞附近产生树脂凝结的叫"虫漏"，虫漏沉香是天牛、白蚁、木蠹蛾等昆虫蛀咬后的结果；枯朽枝干所产的沉香叫"脱落"。

二、沉香有什么药用价值

沉香药性辛、苦、温，上走胸、中入脾胃、下温肾。在上可以辛温散寒，用于寒凝气滞的胸憋胸闷；在中质重温胃降气，可用于胃寒呕吐；在下可以温肾助阳，降气平喘，用于肺肾两虚的虚喘咳嗽病证。现代研究证实，沉香含有挥发油和树脂等，能促进消化液分泌和胆汁分泌，对多种细菌有明显的抗菌作用。

三、好沉香价格堪比黄金

从宋代开始就有"一两沉香一两金"的说法，清代有"一寸沉香一寸金"的说法，都是说明了沉香资源稀缺，价格昂贵。因为那时都是天然结香，进山采香经常是无功而返，就算找到白木香树，也可能没有沉香，树龄小的香树不能产香，只有数十年以上的香树才能形成沉香，而且从结香到成熟又需要很多年，所以天然沉香在古代是可遇不可求的，被誉为"植物中的钻石"，是"沉檀龙麝"（沉香、檀香、龙脑香、麝香）四香之首。一般的沉香每千克一千元左右，好的沉香每千克三万元左右，上等野生沉香甚至价值连城，比如收藏级的沉香价格每千克百万元以上，而顶级沉香奇楠香的价格高达每千克千万元。古人云："今生得闻奇楠香，三世修得善因缘。"可见奇楠香之珍贵难求。

四、沉香可以人工种植繁育

随着社会发展，经济繁荣，人民生活消费水平提高，野生沉香资源已经远远不能满足消费者的需求。所以，人工种植沉香应运而生，人工种植沉香树或者白木香树，树龄十年以上，砍伤或者钻洞，或者树体内植入结种真菌，半年到一年后可能会有黑色树脂生成，并向里深入。

"有痔不在年高"，
十一岁小学生、十七岁高中生做痔疮手术

俗话说"十人九痔"，痔疮是高发疾病，一般的认识是中老年人才会得痔疮，可肛肠科大夫不这样认为，从小学生到耄耋老叟，都可能患有痔疮。有的人甚至戏言"有痔不在年高，无痔空活百岁"。痔疮的患者年轻化，主要有以下三个原因。

一、不良排便习惯

小亮今年 11 岁，是 5 年级小学生，说起小亮的痔疮，父母也是一脸懊悔。自从有了智能手机，妈妈忙着追剧，爸爸忙着看微信，父母沉迷电子产品，小亮耳濡目染，也迷上了一款小游戏，每天在手机上打打杀杀不亦乐乎，父母不乐意了，打游戏伤害眼睛又影响学习，严令禁止玩游戏，小亮好说歹说，最后和妈妈达成协议，上厕所时玩一会，自此以后，小亮每天晚上在卫生间里待的时间明显延长，说是上厕所，根本顾不上大便，为了打游戏，在马桶上一待就是一小时，非得妈妈敲门才能结束。长此以往，大便越来越困难，有一天，小亮告诉妈妈，感觉肛门部位特别疼，到医院一查，外痔已经很严重，需要做手术，医生告诉小亮，上厕所应该速战速决，最多不要超过 5 分钟。玩手机会分散注意力，导致便意迟缓或者消失，造成便秘，久坐马桶肛门充血，直肠静脉血液回流不畅，形成淤血团，诱发痔疮。

二、不良饮食习惯

17 岁的马志从小就挑食，不愿意吃青菜，在家住的时候，爸爸妈妈好说歹说，还能多少吃点，自从高一住校以后，马志觉得可是自由了，每

第九篇

芒种

顿饭都不吃青菜，炸鸡块、麻辣拌、红烧肉……偶尔饭里有点青菜也要挑出来扔掉，时间长了，大便越来越干，五六天才能有一次大便，排便也非常困难。高二的一天，马志发现大便后有一小滩鲜血，吓坏了，赶紧和妈妈到医院看病，结果是痔疮出血，需要做手术治疗。医生说，蔬菜中含有大量的纤维素，纤维素不能被人体吸收，但是它可以吸水使得粪便体积增大，变松软，并促进肠道蠕动，促使人排便，马志因为长期不吃蔬菜，几乎不摄取纤维素，患上严重的便秘，排便时费力，肛门局部压力增大，形成痔疮，干硬的粪便在排出时，擦破了痔疮，导致排便时出血。听了医生的话，马亮表示以后再也不挑食了。

三、久坐不动

初三女生丽丽从小就是好学生，在家里不看电视，不打游戏，就是坐着学习，家长喜欢，个别老师也表扬：看人家丽丽，下课后也不出去玩，还在座位上看书，多用功，看看你们一个个疯跑。可是好学生的丽丽有一天觉得肛门部坠胀，用手一摸，多了一团东西，妈妈领着她到医院检查，也是得了痔疮。医生说，长时间保持坐姿不起来活动，下半身血液回流不畅，直肠静脉丛回流也受阻，血液淤积，血管曲张形成静脉团，发生痔疮。对于少年儿童，老师们应该鼓励孩子们下课后起来活动，在教室外面舒展筋骨，让血液流通，防止痔疮，也能让头脑清醒，更好地进行下一节课，动静结合，一张一弛，才是文武之道。

对于那些需要久坐的上班族来说，也要定期起来活动，并且在坐位时练习提肛运动，就是往上提收肛门，然后放松，再提，如此反复，每天做30 ～ 50次，也能很好地预防痔疮发生。

脖子上的"富贵包"是什么？怎么破

门诊病人王姐，48 岁，就诊时含胸驼背，精神萎靡。自述最近头晕失眠、视力下降、肩背疼痛、脱发严重。我问诊后，查看肩颈部，在后项部督脉穴位大椎的部位，有一个隆起的大包，指压肌肉僵硬，有痛感。颈椎检查结果是：颈椎生理曲度变直，第7颈椎椎间盘突出。我告诉她，她的病是颈椎病，脖子上的包就是民间俗称的"富贵包"，跟她的生活方式有莫大的关系。原来王姐45岁从单位内退后，闲来无事，便天天与手机为伴，看视频、抢红包、聊微信，每天有十几个小时是低头看手机。几年下来，富贵包有了，成了颈椎病病人。

富贵包的名称来源于美容界，指的是脖子与背部交界的地方有隆起的包块，局部肌肉僵硬，肩背疼痛，由于做美容的人群一般非富即贵，所以美其名曰"富贵包"。可是这个包却不像那些名牌包包让人喜爱，不仅影响形象美观，而且给人带来痛苦。

那么，富贵包是如何形成的呢？

如果把人体比作房子，那脊柱就是支撑房间的柱子。人体脊柱主要组成是脊椎骨，借助韧带、关节、椎间盘连接而成，附着的肌肉起到了固定、保护和稳定作用，保证脊柱的正常生理机能和人体活动。虽然说人体的脊柱像一根柱子，但是它并不是笔直的，从侧面看有一定的生理曲度，可增加脊柱的弹性，起到减压缓冲振荡的作用，防止大脑损伤。比如体操运动员后空翻落地，如果没有脊柱的生理曲度与椎间盘等组织保护，运动员会受到很大伤害。

颈椎的生理曲度是向前的，胸椎的生理曲度向后，在颈部与背部的交界处，也就是第7颈椎与第1胸椎之间，相当于大椎穴的位置。因为王姐几年如一日地低头玩手机，与颈椎的生理曲度相反，首先是局部的肌肉、韧带等软组织紧张痉挛、劳损，时间长了，颈椎生理曲度也变直，最后，椎间盘不堪重负也突出了，在体表的表现就是脖子上的富贵包。

毫不夸张地说，电脑、手机和电子产品普及是形成富贵包的罪魁祸首。这样的场景已经司空见惯，白领在电脑前一待就是几个小时一动不动，在大街、公交车站、餐桌前，玩手机的低头一族比比皆是，目不转睛地盯着屏幕，精神高度集中，却忽略了正确的坐姿和站姿。长时间低头含胸驼背的错误姿势导致形成了富贵包。

富贵包为啥不让人待见？

因为有富贵包的人一般会觉得肩背酸困、头晕、胳膊麻，这是颈椎病的表现，颈椎部有很多重要的神经、血管通过，如果颈椎有问题，病人可能会出现心慌、失眠、血压高等诸多症状，甚至会引起心脑血管疾病，像上文中的王姐就出现头晕失眠、脱发严重的问题，所以有了富贵包一定要去医院诊治，这不仅是美观的问题，更是健康的大问题。

中医针对富贵包处理一般有对证服用中药，配合针刺、按摩推拿、刮痧等物理治疗。如果比较严重的还可以采取小针刀的方法。

长了富贵包，应该积极治疗，以免病情加重，但最重要的是改变不良的生活习惯。长时间伏案工作，或者使用电脑等电子产品的人群，应该定个闹钟，隔一个小时就站起身来，活动一下身体，做一些简单地运动，以缓解肌肉等软组织疲劳。

坐的时候一定要坐有靠背的椅子，让背部紧贴椅背，脊柱有所支撑，挺胸抬头，视线与电脑屏幕中部平齐。玩手机也一定要适可而止，不能长时间低头，让颈椎不堪重负。

王姐经过两个疗程针刺治疗，配合中药，脖子上的富贵包明显变小，难受的症状也消失了，听了我的建议，现在很少玩手机，天天都去跳广场舞，身体越来越健康了。

端午佳节，祛邪防疫，
中医几个小妙招，帮您防疫抗病

"五月五，是端阳，插艾叶，戴香囊"，端午节正值春夏之交，气温骤升，各种病毒、细菌活动增强，流行病频发。《说文解字》解读"疫"是"民皆疾也"，古代的端午防的"疫"就是现代的流行病。流行病暴发期间建议大家尽量少出门，不去人群密集的场所，但是门诊的李大爷还是担心：我已年过六旬，身体素来较弱，听说病毒、细菌是别人打喷嚏、咳嗽都能传染，要是我出门买个菜，旁边有人发热咳嗽，我中招了怎么办？

我的回答是：除了出门佩戴口罩，增强自身的抵抗力更是关键。下面推荐几个小方法。

一、艾灸神阙、关元、足三里等穴位

神阙穴的名字听起来高大上，意指神气通行的门户，其实就是肚脐。神阙穴位于人体前面正中线上任脉所过之处，是人体的保健要穴。肚脐是人体最后闭合的地方，皮肤薄，用药更容易吸收进入体内。胎儿在体内时，只通过脐带与母体相连，所以中医学认为神阙穴为五脏六腑之根，真元汇聚之处，在神阙处做艾灸，可透入皮肤，直达经脉，扶助正气，强健身体。

肚脐下3寸（4横指为3寸）是关元穴，关元为任脉与足三阴经交会穴，有培肾固本、补益元气的功效，艾灸神阙时不妨把关元也一并艾灸。

还有一个推荐穴位是足三里。神阙和关元均在腹部，只有一个，足三里在小腿上，左右各一。足三里穴在小腿前外侧，犊鼻下3寸，距胫骨前缘一横指（中指）。足三里是足阳明胃经的穴位，中医学有"若要安，三里常不干"之说，意为要想身体平安，要经常做足三里的艾灸。我推荐李大爷一周做艾灸两次，一次艾灸神阙、关元，一次艾灸两侧足三里穴。李大爷又发愁没人给他做艾灸。

其实现在的随身灸盒很方便，一个人也可以操作。随身灸是一个铜的圆形盒子，里面有一根铁丝，可以插上点着后的四分之一长的艾条，外面是一个塑料壳，还有一个布包，布包上有带子，可以拴在腰间或者腿上，做饭或者看电视时艾灸。艾条和随身灸盒子普通药店都可以买到。

二、佩戴中药防疫香囊

中药香囊又称香佩疗法，源自中医学的"衣冠疗法"，历来是中医外治法之一，也是预防传染病行之有效的方法。我给李大爷推荐了防疫香囊。防疫香囊主要选用药性芳香，具有祛湿辟秽、解毒开窍等功效的中药磨粉而成。

春夏之交呼吸道疾病多发，呼吸道在中医学属肺，中医学认为肺开窍于鼻，香囊中的药粉散发出的药气，在口鼻周围形成一道保护屏障，可以抑制空气中的病毒，保护呼吸道黏膜不受感染。药气不仅经口鼻而入，也可以通过肌肤毛窍、经络穴位进入人体，条畅气血、安和五脏，增强人体的抗病能力。

将防疫香囊放置在自己活动范围一米之内的空间（如办公桌、枕边），小儿可以穿绳佩戴在颈部，每日不定时闻吸，防疫香囊的药粉宜半个月更换一次。

夏至 第十篇

夏至食个荔，一年都无弊

> # 竹枝词
>
> ## 【唐】刘禹锡
>
> 杨柳青青江水平，闻郎江上唱歌声。
>
> 东边日出西边雨，道是无晴却有晴。

夏至东南风，平地把船撑。夏至一场雨，一滴值千金。

夏至是二十四节气中最早被确定的节气之一，也就是每年公历的 6 月 21 日或 22 日，太阳到达黄经 90°的时候。

我国古代将夏至的十五天分为三候：一候鹿角解；二候蝉始鸣；三候半夏生。

《恪遵宪度抄本》云："日北至，日长之至，日影短至，故曰夏至。至者，极也。"《素问·四气调神大论》记载："逆夏气则太阳不长，心气内洞。"《素问·五脏生成论》又言"心者，阳中之太阳。"夏至日阴气生而阳气始衰，亦为阳气最盛之时，此时养生要顺应阳盛于外的特点，注意顺心浮阳，保护阳气。

夏至阳盛于外，全国各地一片炎热，有些人却腿寒穿秋裤，这是怎么回事？该如何是好？你身边可有这样的人？

炎炎夏日汗流浃背，蒙汗药能止汗？简直是胡说八道，那么蒙汗药到底是什么，它和汗有关系么？

夏天去海边旅游，一定要捡点海蛎子回来，它可是营养丰富的大宝贝，你有没有听过它"海洋牛奶"的大名？

夏天多吃姜，难吃但是有大好处，因为俗话说：冬吃萝卜夏吃姜，不用医生开药方。耳熟你却不能详，快来看看是怎么回事吧。

卖夹肉饼的大爷腿抽筋，
被这个唐代的古方治好了

七月上旬的一天，我的门诊来了一个病人，男性，70 岁，他的主诉

是双腿发凉，像泡在冷水里，每天晚上睡着时，都会双腿抽筋，抽筋到醒来，我看了他脉象和舌象，认为是肝肾不足、寒湿阻络，给病人开了独活寄生汤。一周后病人又来了，他说上次看完病没抓药，最近一周腿发凉抽筋更严重了，每晚睡前都抽筋不能入睡，到药房拿旧处方抓药，药房说已经过期了，所以要重抄处方抓药。我下班后，发现医院门口卖夹肉饼的大爷特别像这个病人，但是上午病人说他是打工的，这个大爷是卖夹肉饼的，就这样疑惑了一周，下周门诊的时候大爷又来了，大爷说吃了7剂药，晚上双腿再也没抽筋，但是还是发凉，因为太原前几天一直下雨，他在雨里做生意，裤子都湿到了膝盖，腿脚又受寒了，我问他做啥的，他说在医院门口卖夹肉饼，证实了我的疑惑。效不更方，又开了7剂药，大爷的腿凉也明显缓解了，我叮嘱大爷多注意腿部保暖，为预防下雨湿鞋湿裤受寒，应该在小车下面准备一双雨鞋。

独活寄生汤出自唐代孙思邈所著的《备急千金要方·卷八·偏风第四》，原文为："夫腰背痛者，皆由肾气虚弱、卧冷湿地当风得之，不时速治，喜流入脚膝为偏枯、冷痹、缓弱、疼重、或腰痛挛脚重痹，宜急服此方。诸处风湿亦用此法，新产竟便患腹痛不得转动，及腰脚挛痛不得屈伸痹弱者，宜服此汤除风消血。"药物组成是：独活三两（唐代的一两大约是14g）、细辛、秦艽、防风、肉桂、桑寄生、杜仲、牛膝、茯苓、人参、甘草、川芎、干地黄、当归、芍药各二两。

此方针对的病证是肝肾不足、气血亏虚、寒湿阻络的痹病，大爷年纪已过七旬，肝肾已有不足，在户外做生意，风吹雨淋，风寒湿邪气反复侵犯机体，日久肝肾更虚，气血两亏，风寒湿邪气阻滞经络、关节、筋骨、肌肉。所以会出现双腿发凉如泡冷水，病属阴证，血虚寒凝血瘀，故夜间加重出现抽筋影响睡眠。

本方组成：独活祛风湿力强，为君药，配合秦艽、细辛、防风祛风湿，肉桂温阳止痛，并配伍桑寄生、牛膝、杜仲补肝肾、祛风湿，没有白术的补气的四君子汤与补血的四物汤气血双补，整体看是既祛风湿、止痹痛，又补肝肾、益气血，标本兼治。

英雄难过蒙汗药，蒙汗药到底是什么

智取生辰纲是《水浒传》中脍炙人口的章节，故事环环紧扣，引人入胜。青面兽杨志与押运生辰纲的军士喝了混有"蒙汗药"的酒，顿时一个个倒下去。等军士再清醒过来，生辰纲已经无影无踪。

蒙汗药可以使人麻醉，失去神志。经过一段时间后自然苏醒，对身体并无大碍。正因为蒙汗药这种特殊的作用，所以在武侠小说、电影中，蒙汗药不时大显身手，往往成为歹徒杀人越货、侮辱妇女的帮凶，所以行走江湖须防蒙汗药。

问题来了，蒙汗药到底是什么成分？古时没有化学合成药，应用最多的是植物药。借助中医知识和现代科技成果，今天我们就化身武林大侠，一探究竟。

一、解密药物之曼陀罗

看过金庸小说《天龙八部》的人，应该对神仙姐姐的母亲有印象，她居住在曼陀山庄。不过曼陀山庄种的主要是茶花。

南宋周去非《岭外代答》中记载："广西曼陀罗花……乃药人草也，盗贼采干而末之，以置人饮食，使之醉闷。"这段记载让我们知道在南宋时强盗们就可以熟练运用曼陀罗花来麻醉人。成书于元末明初的《水浒传》描写的就是宋代的故事，开店为生的孙二娘靠着蒙汗药都省了买肉的钱，还麻倒了押解武松的两位解差。亏得武松心细谨慎，偷偷把药酒泼洒在地，否则他健壮的身体也成了人肉包子的馅料。

清代程穆衡在《水浒传注略》讲道："蒙汗药，莨菪花子也，有大毒，食之令人狂乱。"《本草纲目》中记载："八月采花，阴干……热酒调服三钱，少顷昏昏如醉，割疮灸火，宜先服此，则不觉苦也。"可见当时用曼陀罗作为外科手术的麻醉剂使用。所以曼陀罗花既是害人利器，又能做麻醉药治病救人。

曼陀罗是茄科有毒植物，又名洋金花、风茄花、山茄花。曼陀罗花中主要有效成分是东莨菪碱，东莨菪碱的主要作用是使肌肉松弛，汗腺分泌受到抑制。肌肉松弛昏蒙，汗腺分泌被抑制，古人取名"蒙汗药"真是实至名归。

二、解密药物之乌头

在明代梅元实的《药性会元》中，有这样一条材料"曼陀罗与川乌、草乌合末，即蒙汗药"。

乌头是毛茛科植物乌头的干燥母根，因为像乌鸦的头，所以起名乌头。四川是道地产区，乌头有大毒，古人常用其来狩猎，或者杀人，用草乌头取汁，晒为毒药，射禽兽，也用于战场，《三国演义》第七十五回关羽在攻樊城时中了毒箭，箭头之毒即是乌头毒，后经华佗刮骨疗伤方才治好，可见乌头毒性之厉害。

元代医家危亦林在其《世医得效方》中记载骨伤科临床用药，"服后若麻不得，可加曼陀罗花及草乌五钱，用好酒少些与服"。清代赵学敏《串雅内编》中所载"整骨麻药"配方"草乌三钱，当归、白芷各二钱五分。上药为末，每服五分，热酒调下，麻倒不知痛苦，然后用手如法整理"。从整骨麻药的效力可以看出，服药后让人失去知觉，坏人用了可以作恶，医生用了可以救人。

现代研究发现，乌头含有乌头碱、次乌头碱等成分，乌头碱对人体的神经有先兴奋后麻醉的作用。可以用于麻醉止痛，但是用量过大也会危及生命。

行走江湖，蒙汗药不得不防，万一中了蒙汗药怎么办？蒙汗药也有解药。

孙二娘蒙翻押解武松的解差后，令其服下解药，解差很快就苏醒过来了。这个解药可能是甘草汤，也可能是黑豆水，还可能是冷水。因为清代程穆衡《水浒传注略》里记载："急以浓甘草汁灌下，解之。"李时珍使用黑豆来解乌头毒。所以行走江湖为防蒙汗药，可以随身携带甘草与黑豆。

丹麦"海洋牛奶"泛滥，
既壮阳，又美容，邀请广大吃货救灾

　　曾经，有一条消息刷爆中国吃货的朋友圈，在丹麦，太平洋生蚝泛滥，因其在当地没有天敌，简直平铺海岸，连下水游泳的游客也受阻。政府呼吁当地老百姓多食用生蚝，奈何丹麦人口不到六百万，简直是杯水车薪，根本吃不完，丹麦大使也热情呼吁广大吃货去丹麦吃生蚝救灾。

　　生蚝就是牡蛎，别名蛎黄、海蛎子。估计大多数人对牡蛎的认识都是来自中学语文课文《我的叔叔于勒》，该篇课文节选自法国小说家莫泊桑的小说。文中的吃法是：用一方小巧的手帕托着牡蛎，头稍向前伸，免得弄脏长袍；然后嘴很快地微微一动，就把汁水吸进去，蛎壳扔到海里。

　　牡蛎肉鲜美爽滑，营养丰富，号称"海洋牛奶"；在西方，牡蛎被誉为"神赐魔食"；日本人则誉之为"根之源"；在中国则有"南方之牡蛎，北方之熊掌"之说。

　　牡蛎肉中富含蛋白质、牛磺酸、多种维生素和微量元素，蛋白质含量是牛奶的 15 倍，钙的含量是牛奶的 2 倍，铁的含量是牛奶的 20 倍。

　　牡蛎中含蛋白质 45% ～ 55%，蛋白质号称人体三大营养素（蛋白质、脂肪、糖）之一，是合成人体一切细胞、组织的重要成分，可以说没有蛋白质就没有生命，身体虚弱的人可以吃牡蛎补养身体。牡蛎中还富含铁元素，患有缺铁性贫血的人可以吃牡蛎补铁。《医林纂要》记载牡蛎"清肺补心，滋阴养血"，说明古人对牡蛎补血早有认识。

　　牡蛎肉含有大量的牛磺酸，人体中自身合成牛磺酸较少，来源主要是食物，尤其是海产品，牛磺酸可以促进智力发育，改善学习和记忆功能，对婴幼儿生长发育和预防老年痴呆都很有益处。牛磺酸还能降脂、降糖，对预防心脑血管疾病和糖尿病有帮助。这样看来，孩子吃牡蛎可以促进生长，老人吃牡蛎可以防痴呆，预防多种疾病，何乐而不为。

　　每 100g 牡蛎肉中含锌 100mg，是猪肉的 25 倍，在所有食物中荣登榜首。锌在人体生长发育、生殖、免疫等生理功能中都必不可少，素有"婚姻和谐素"之称，缺锌的情况下，会影响青少年生长发育，成人出现性功能下降的问题，牡蛎中含有大量精氨酸，精氨酸是精子的主要成分，精氨酸缺乏容易导致前列腺问题和不育。《海药本草》记载牡蛎"主男子遗精，虚劳乏损，补肾正气"。所以有人将富含锌与精氨酸的牡蛎称之为男人的"加油站"。

牡蛎不仅是男子的加油站，还是女人的美容院。《本草纲目》中记载："牡蛎肉，甘温无毒，煮食，治虚损，调中……炙食甚美，令人细肌肤，美颜色。"牡蛎具有补益身体、美容养颜的功效。很多名人爱吃牡蛎，如拿破仑常吃牡蛎，以保持旺盛的战斗力；而宋美龄吃牡蛎是为了美容养颜。牡蛎富含钙、铜、钾、锌等元素，铜元素能使肤色好看；钙元素让皮肤光滑；钾元素能改善粉刺和皮肤干燥问题；锌能分解黑色素。所以女人多吃牡蛎能美容。

说了牡蛎这么多好处，是不是人人都能吃牡蛎，有什么注意事项？

朋友小韩，体质柔弱，身材苗条。去年夏天带孩子去青岛旅游。内陆省份出生的她，偏爱牡蛎的美味，再加上知道牡蛎有美容养颜的功效。到达的当晚，带领孩子直扑海边，饱餐一顿。谁料到了半夜，俩人腹中作痛，上吐下泻，折腾一夜，最后不得不去医院打点滴。问题就在小韩本身脾胃虚寒，而牡蛎性偏寒，食用过多，寒上加寒，肠胃难免就出了毛病。

如果是生吃的牡蛎，一定选择洁净海水中生长的，而且足够新鲜。脾胃虚寒、容易腹泻的人不宜多吃牡蛎，对海产品过敏的人也要谨慎食用。食用牡蛎的时候，佐以黄酒、生姜等温性食物，可以对抗牡蛎的寒凉之性。

读了这三个故事，你就会明白，生姜的妙用并不简单，药王都服

人人家中常备的生姜，也是一味方便实用的中药材。冬吃萝卜夏吃

姜、上床萝卜下床姜，这是众人皆知的俗语，那其中的道理如何？姜是好东西，适合人人吃吗？今天我们就来说说生姜。

中医学认为生姜性温，味辛，入脾、胃、肺经，有散寒解表、温中止呕、解毒的功效。

一、生姜可治疗寒性感冒

冬天受寒了，回家后熬上一碗生姜水，喝完身子就暖了，心里也热乎了；炎炎夏日湿气重，一小碗生姜水，恶心止了，感冒也好了。我的一个病人，今年夏天的时候老公怕热，每晚把空调调到18℃才睡觉，结果她被冻感冒，流鼻涕、打喷嚏，服用生姜水后出了一身汗感冒就消失了。不过她还是搬到另外一个卧室，实在是冻得受不了。中医学认为寒邪侵犯人体，首先犯肺，表现为怕冷及鼻部的症状，而生姜入肺，能散寒，所以生姜能治疗寒性感冒。

二、生姜可用于治疗呕吐、腹痛

药王孙思邈称生姜为"呕家圣药"，止呕效力强，而且是食物，比较安全。中医学认为呕吐是胃气上逆，生姜行气散气，止呕，无论寒热虚实都可应用。如食积呕吐、受寒呕吐以及妊娠呕吐都可以应用生姜。如果是晕车，可以用生姜一片含在口中，或者用胶布把生姜片贴在肚脐（神阙穴）上。煎服中药时，有人因为对药味不能接受，恶心欲吐，可以先服用姜汁一口，或者嚼一小块生姜，如此便可顺利服药。

一个冬天的晚上，九点半钟，一个老病人给我打电话，说晚上出去应酬吃饭，九点回家后腹痛，呕吐不止，吐完就口渴，喝完水又吐，已经半小时了，一直待在卫生间出不来，问我怎么办？冬夜寒冷，出去受寒，寒邪直接侵犯脾胃，胃寒呕吐，我告诉他可以用生姜红糖煎水止呕，因为生姜解表散寒、温胃止呕，红糖暖胃和中，服用后呕吐停止，这才可以上床休息。

三、生姜可以解毒

在宋代洪迈的《夷坚志》里记载了这样一个有趣小故事：杨某去南方做官，得了喉痈，咽喉部溃烂流血、流脓，名医杨吉老来给他看病，仔细询问病情后，告诉他要吃 500g 生姜才能好，家属非常困惑，咽喉溃烂流血还要吃辛辣的生姜？

没办法只好照办，病人吃的时候并不觉得生姜辛辣。当吃到 250g 生姜时，喉咙疼痛、流血明显减轻，吃到 500g 生姜时，脓血都没了，喉咙好了，而且觉得生姜也有辣味了。去咨询杨吉老，医生说："你在南方做官，吃鹧鸪多，而鹧鸪喜欢吃生半夏，半夏有毒，在你体内蓄积，所以发病成喉痈。生姜可以解半夏的毒性，所以治疗有效。"其实在中药学里确实有相畏相杀的配伍，就是生姜杀（制约）半夏之毒，半夏畏生姜。《本草纲目》也记载生姜可以解食鸩（一种毒鸟）中毒、食竹鸡（一种鸟）毒、食鹧鸪毒、中药诸毒。很多有毒的中药用生姜来炮制减毒，在方剂应用中，有毒的药物经常配伍生姜来制约毒性。做海鲜的厨师也会用到生姜，来防止鱼虾引起腹泻的不良反应。

四、男子不可一日无姜

孔子在《论语》中说："不撤姜食，不多食。"不撤姜食，说明姜有用，但不多食，说明姜也有弊病。姜性温热，可以助阳、温中、散寒、祛湿，所以男性适合吃，但是又不能多吃，因为姜温燥容易伤阴，所以服用时要适可而止。

五、冬吃萝卜夏吃姜，上床萝卜下床姜

夏天天气炎热，人们衣衫单薄，早晚可能被风寒侵袭，而且喜欢进食寒凉的食物，如冰镇啤酒、冷饮、雪糕之类，造成腹痛、腹泻，而上文已经谈到，生姜可以散寒治感冒，温中止痛，所以夏天要吃姜。至于早上吃姜，是因为早上阳气升发，姜性温热，可以助阳气升发，开胃增进食欲。

至于晚上不宜吃姜，李时珍这样认为：“生姜辛温主开发，夜则气本收敛，反开发之，则违天道矣。”也就是夜间阳气收敛，不宜用生姜行散。

六、秋不食姜

孙思邈认为：“八九月多食姜，至春多患眼，损寿减筋力。”也就是秋不食姜的意思。秋天在五行属金，在脏腑对应的是肺脏，在六气对应的是燥。秋天天气干燥，有的人容易口干舌燥，皮肤干燥，这个时候吃温燥伤阴的生姜，可能加重症状。而且中医学认为人体阳气也有四季的特点，春生、夏长、秋收、冬藏，秋天阳气收敛，不宜用生姜辛温行散，和晚上不吃姜的道理类似。不过生姜毕竟是食物，秋季少吃点也无妨。

七、食姜禁忌

李时珍认为“食姜久，积热患目，珍屡试有准。凡病痔人多食兼酒，立发甚速。痈疮人多食则生恶肉”。也就是说热性的眼睛疾病不宜食姜。有痔疮的人不宜食姜，尤其是和酒合用，痔疮就会发作，因为姜性温，酒性湿热。皮肤上有破溃感染的不能吃姜，容易加重病情。另外中医学认为阴虚体质的人，表现为怕热、手脚心发热、脾气急躁、大便干燥。此类人津液不足，而生姜容易耗伤津液，加重阴虚，所以生姜也是少吃为妙。

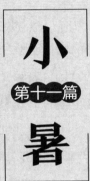

小暑

第十一篇

倏忽温风至，因循小暑来

端午三殿侍宴应制探得鱼字

【唐】张说

小暑夏弦应，徽音商管初。

愿赍长命缕，来续大恩馀。

三殿褰珠箔，群官上玉除。

助阳尝麦麨，顺节进龟鱼。

甘露垂天酒，芝花捧御书。

合丹同堰蜓，灰骨共蟾蜍。

今日伤蛇意，衔珠遂阙如。

小暑不热，五谷不结。雨搭小暑头，二十四天不断头。

小暑是夏天的第五个节气，也就是每年公历的 7 月 7 日或 8 日，太阳到达黄经 105°的时候，表示夏季时节的正式开始。

我国古代将小暑的十五天分为三候：一候温风至；二候蟋蟀居宇；三候鹰始鸷。

《月令·七十二候集解》中记载："六月节……暑，热也，就热之中分为大小，月初为小，月中为大，今则热气犹小也。"不再有一丝凉风的小暑来临，暑热邪气日渐增强，如何在消散暑邪与春夏养阳之间达到一种和谐，这又成了老百姓的难题。

藿香正气水解暑，但却不能解所有人的暑，你会用藿香正气水解暑吗？

小暑对应长夏，夏主长，长夏主养，五脏应脾，味属甘，小暑如何养出好脾胃，如何养出好身体，一味中药就能搞定，适合所有人！

暑热炎炎，外热引动内热，许多因内热便秘的人又郁闷了，天气炎热，上个厕所汗流浃背，上又上不出来心烦意乱，肠道毒素排不出去，脸上的痘痘一颗又一颗，三千烦恼丝简直没有一根是无辜的，然而一瓶蜂蜜就能帮你大快人心，什么，蜂蜜还能这么使，你了解蜂蜜吗？

中暑了，医生却说喝藿香正气水不对，这是为什么

这些日子，北方持续高热，局部地区气温超过 37℃。老张是建筑工地工人，因为一天十几个小时在太阳下干活，发热了，头晕起不来床，工友给他喝了两支藿香正气水无效，所以来医院就诊，医生当时检测老张体温40℃，出汗较多，口干舌燥，尿量少，典型的高热中暑症状。经过对证治疗后，老张的病情得到缓解，体温回到正常，口干好转，尿量正常。同行工友说，工地有防暑措施，免费发放藿香正气水，所以工人们头晕发热，有中暑迹象的时候，大家都是连喝几支。医生听后，告诉他们，对老张这种中暑，喝藿香正气水不对，还可能加重病情，听了医生的话，工友们都大惑不解。

医生耐心解释，中医辨证讲究阴阳，中暑这种疾病也有阳暑和阴暑之分。阳暑就是像老张这样，夏天在高温环境下活动引发的中暑，主要表现是发高烧、口渴、出汗多、尿量少。这样的病人应该立刻脱离高温环境，转移到通风阴凉处，补充微凉的淡盐水，采用物理降温，中医会开出石膏、知母、芦根这些清热生津的药物治疗。

阴暑的原因是在夏天贪凉饮冷，体内有寒湿邪气。解释一下，贪凉就是因为天气热，长时间待在空调环境里，而且把温度调得很低，或者整晚吹电扇，受凉感冒了；饮冷就是因为天热，冰箱里取出的冰镇饮料、雪糕等，立刻无节制吃喝下去。形寒饮冷则伤肺，所以感冒，吃下去的寒凉食物对脾胃来说成了寒湿邪气，阻滞了脾胃功能的正常运转，出现怕冷、发热（一般热度都不高）、无汗、倦怠乏力、胸闷或者腹胀、腹泻、腹痛、呕吐恶心等症状。像阴暑的情况才适合用藿香正气水。相反，如果是老张那样的阳暑病证，藿香正气水就无能为力，而且可能会加重症状。

为啥藿香正气水只对阴暑有效，也就是对贪凉、饮冷所导致的"外感风寒、内伤湿滞"有效？

这要从药性理论来解释。中药有寒、热药性之分，比如大家所熟知的

黄连是寒凉的，喝了可能胃寒、拉肚子，生姜是热性的，所以有人受了寒感冒或者腹痛可以喝姜汤。藿香正气水的成分是苍术、陈皮、厚朴（姜制）、白芷、茯苓、大腹皮、生半夏、广藿香、紫苏叶等，都是药性辛温的药材，针对寒性的疾病，藿香正气水的说明书也提道：主要治疗外感风寒、内伤湿滞，或夏伤暑湿所致的感冒，症见头痛昏重、胸膈痞闷、脘腹胀痛、呕吐泄泻、肠胃型感冒。所以老张高烧、口渴、大汗的阳暑病情不适合用藿香正气水，根本不对证。

盛夏季节，关于藿香正气的各种制剂，包括藿香正气水、滴丸、片剂、软胶囊等大行其道，很多人把它作为家庭常备药物，有事没事就会喝上一支。但是藿香正气水并不是万能药物，用药时还是要分清疾病的寒热性质，对证用药，如果作为普通人不能决定时，请咨询正规中医师，不可盲目用药。

悲催的中药，上养肺、中健脾、下补肾，屡次被迫改名

蓝莓山药、山药木耳、莴笋山药、拔丝山药、山药排骨……听着这一长串美食，您是不是都要流口水了！山药有这么多吃法，您是否真的了解山药这个健康又美味的食物，或者说滋补良药呢？

现存最早的两千多年前的中药学专著《神农本草经》中就记载了山药，不过当时叫"薯蓣"，到了唐代宗李豫时为了避讳，便改其名为薯药，到宋英宗赵曙时为了避讳，又改名为现代人所称呼的山药，所以说薯蓣没招谁惹谁，无辜躺枪被改名为山药。

关于山药名字的由来，其实还有一个有趣的传说。话说古时候战乱纷繁，一次战斗中，弱国军队不堪重击败下阵来，逃往山中，士气旺盛的强国军队将大山围住，想以断其粮草的战术活活饿死山中的士兵。谁知过了一段时间，正当强国军队放松警惕之时，山中竟然杀出一支气势汹汹、势不可挡的军队，击败强国，取得胜利，原来弱国军队在山中找到一种根茎

粗大、吃起来发甜的植物，他们让人吃根茎，马吃藤叶，不仅没有饿死，反而变得兵强马壮。人们给这种植物起名叫山药。从这个故事中可以看出，山药不仅可以当粮食充饥，还可以当药材滋补身体。

如果我们猜测一下上述故事发生的地点，最可能就是在河南。为什么这么说呢？山药的道地产区是河南怀庆府，怀庆府相当于今天河南省焦作市、济源市和新乡市所辖地域。山药是著名的四大怀药（牛膝、菊花、地黄、山药）之一，铁棍山药质量上乘，是滋补佳品。

那么山药应该怎么食用呢？在此为大家推荐几款养生、治病的山药粥品，他们均出自名医张锡纯之手。

1. 薯蓣粥：山药研粉，每次用 20 ～ 30g，和凉水调入锅内，放在火炉上，用筷子搅和，防止糊锅，大概煎两三沸，成粥就能喝了，如果是小孩子服用，可以少量加入白糖。这个粥可以治疗阴虚发热、咳嗽气喘、腹泻。

2. 薯蓣鸡子黄粥：就是上述的薯蓣粥加入熟的鸡蛋黄 3 枚。治疗腹泻日久。张锡纯在他的书中讲了这样一个医案："一人，年近五旬。泄泻半载不愈，羸弱已甚。遣人来询方，言屡次延医服药，皆分毫无效。授以薯蓣粥方，数日又来言，服之虽有效验，泻仍不止。遂俾用鸡子数枚煮熟，取其黄捏碎，调粥中服之，两次而愈。盖鸡子黄，有固涩大肠之功。"

3. 薯蓣苤苜（音：否以，即车前子）粥：山药粉 30g、车前子 12g，上两味，同煮作稠粥服之，1 日连服 3 次，小便自利、大便自固，治疗小便不利、大便泄泻的病症。

4. 珠玉二宝粥：生山药 60g、生薏苡仁 60g、柿霜 24g。将山药、薏苡仁捣成粗渣，煮至烂熟，再将柿霜调入融化。若没有柿霜，亦可用结霜的柿饼切碎，与山药、薏苡仁同煮至烂熟。此粥品可以滋养脾肺之阴，对于食欲低下、低热、慢性咳嗽的患者最为适宜。珠玉二宝粥中薏苡仁好似珍珠，山药好似玉石，两种食材相配，可谓食物界的珍宝。山药可以补脾养胃、生津益肺，但过于黏腻，久服有碍胃之嫌；薏苡仁健脾渗湿，由于其淡渗之性，久服又怕伤阴；而两种食物等份并用即可防其弊。再加上柿霜可以滋润肺脾，三种食材配合共奏奇效。

一罐放了三千多年的食物也能做药，
有人敢吃，你敢吃吗

据媒体报道，美国考古学家在埃及金字塔发现一罐蜂蜜，距今已有3300多年。令人感到神奇的是，蜂蜜竟然没有变质，而且没有干燥成块，仍然可以食用。从报道中可以推测，科学家可能是品尝了一小口，要不怎么得出仍可食用的结论？好吧，看了故事，一大波问题来了！

一、蜂蜜为什么会久贮不坏

因为蜂蜜含糖量高达80%左右，渗透压极高。细菌侵入往往是有来无回。因此蜂蜜具有天然抗氧化、抗菌、防腐的功能。中医传统的大蜜丸里用了蜂蜜，一是甘甜口味好，二是赋型，三就是利用了蜂蜜的防腐作用，大蜜丸里没有防腐剂，但是放几年都不变质。

二、长期保存的蜂蜜可以食用吗

应该说，任何食物都是有保质期的，即便蜂蜜有金刚不坏之身，但也是新鲜的好。在我国，厂家一般把蜂蜜的保质期定为18个月或者两年。

三、蜂蜜从哪里来

蜂蜜是蜜蜂从开花植物中采集的花蜜，在蜂巢中酿制而成的蜜。主要成分是果糖和葡萄糖，另外含有各种维生素、矿物质以及活性酶。因为果糖和葡萄糖可以不经过消化直接被人体吸收，所以老人、身体虚弱的人食用蜂蜜还是很有好处的。蜂蜜的颜色和味道与蜜蜂采集的花源有关，比如有槐花蜜、油菜花蜜、荆条蜜等。不同的花期出产不同的蜂蜜。不能单纯地以颜色、香味来论。蜂蜜具有液态和结晶两种物理状态，温度较低的时候，有的种类的蜂蜜会结晶，但是并不会降低营养成分。

四、蜂蜜有何药用价值

我国养蜂的历史很悠久，作为药食同源的食品，蜂蜜也被众多本草书籍记载。现存最早的中药学专著《神农本草经》认为："蜂蜜安五脏诸不足，益气补中，止痛解毒，除众病，和百药。"明代的李时珍则总结蜂蜜的功效为五点：清热、补脾、润燥、解毒、止痛。

中医学认为：蜂蜜味甘、性平，归肺、脾、大肠经，就是蜂蜜进入人体主要作用于这三个脏腑。蜂蜜入肺经可以补肺气、润燥止咳，用于肺气虚及肺燥咳嗽，也可以用蜂蜜来炮制止咳药物，比如蜜炒枇杷叶。蜂蜜入脾经可以补脾益气，并有缓解虚性腹痛的作用。蜂蜜归大肠经可以润肠通便，我们可以用蜂蜜冲水喝，也可以做成蜂蜜栓外用塞肛门通便。与开塞露相比，蜂蜜栓没有不良反应，而且可以让老人和小孩形成每天都排便的正常节律。

五、蜂蜜怎么喝合适

食用的时候，可以用低于60℃的温水溶解。尽量不要熬煮，因为温度超过60℃，蜂蜜的香味、所含的维生素等就会被破坏，尤其是蜂蜜含有的活性酶会被破坏。

六、蜂蜜还有生熟

有人认为，凉开水冲蜂蜜去火，叫作生蜜，热水冲叫作熟蜜。其实就蜂蜜而言，生熟的概念和我们做饭"生熟"的概念是不同的。蜜蜂刚刚从花朵采回的蜜叫生蜜，生蜜在蜂巢里经过很多工序再加工，才叫熟蜜。有的不良商人，为了提高蜂蜜产量，直接把蜜蜂刚采回的蜂蜜取走，然后自己加入一些东西，售卖到市场上，严重地损害了广大消费者的健康。

七、哪些人不适合用蜂蜜

一周岁以内的婴幼儿消化功能弱，不能食用蜂蜜。糖尿病人、肝硬化患者也不能食用蜂蜜。蜂蜜含有人体容易吸收的果糖、葡萄糖，过多食入也会转变成脂肪，使人变胖。所以对于爱美的女性来说，蜂蜜虽好，也不能多吃。

汉代"医圣"张仲景就用蜂蜜治便秘了，不过不是吃，而是塞

在生活中，便秘的人随处可见，久坐不动的人、老人、产妇、小儿、体质虚弱者是便秘的高发人群，用蜂蜜冲水服用，是多数人所知道的通便方法，但很多人服用蜂蜜水后的效果并不理想，这样的患者不妨采用医圣张仲景创制的蜂蜜栓，蜂蜜栓通便更为有效。

蜂蜜栓出自张仲景《伤寒论》："食蜜七合，于铜器内，微火煎，当须凝如饴状，搅之勿令焦著，欲可丸，并手捻作挺，令头锐，大如指，长二寸许。当热时急作，冷则硬。以纳谷道中，以手急抱，欲大便时乃去之。"

下面介绍蜂蜜栓具体做法。

倒250g蜂蜜于不锈钢小锅中，锅的边缘尽量不要沾上蜂蜜。把锅直接放火上，加热一小时左右，在加热时，要不停用筷子搅拌蜂蜜，以防糊锅。蜂蜜不停搅拌是为了不糊锅，加热是为了去掉多余的水分，以利于成形。

什么时候就可以停止加热了呢？是蜂蜜达到"滴水成珠"的程度，旁边放一碗水，用筷子挑起一滴蜂蜜，滴入水中，蜂蜜不会立刻散开就可以了。

把做饭用的案板放平，在上面涂抹食用油，以防止蜂蜜粘在案板上，然后将加热好的蜂蜜倒在案板上，因为太烫，要稍微等一会，等到不烫手时，蜂蜜变得像饴糖一样黏稠，用手将蜂蜜捏成约为小指头状，1cm直径，3cm～4cm长的栓剂，整齐摆放在盘子里，可以放冰箱冷藏保存。若放在常温下，蜂蜜会变软融化，不再是成形的栓剂。

对于便秘的人群，每天晨起时取用一枚蜂蜜栓，塞入肛门中，等待半

小时或者更长时间，大便就会排出。

　　蜂蜜栓是一种无不良反应，应用非常简便地外治便秘的方法，对于老人、产妇、儿童、体弱人群有很好的通便作用，而且应用蜂蜜栓 1～2 周后，病人会形成一个良好的排便习惯，每日晨起有一次大便，不需要再应用蜂蜜栓了。

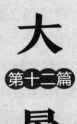

大暑

第十二篇

映扶桑之高炽，燎九日之重光

大暑

【南宋】曾几

赤日几时过，清风无处寻。

经书聊枕籍，瓜李漫浮沉。

兰若静复静，茅茨深又深。

炎蒸乃如许，那更惜分阴。

大暑连阴，遍地黄金。大暑早，处暑迟，三秋荞麦正当时。

大暑是每年公历的 7 月 22 日或 23 日，也就是太阳到达黄经 120°的时候。

我国古代将大暑的十五天分为三候：一候腐草为萤；二候土润溽暑；三候大雨时行。

《月令·七十二候集解》中记载："大暑，六月中。暑，热也，就热之中分为大小，月初为小，月中为大，今则热气犹大也。"大暑时节，火热炎炎，炽热燎燎，此时天地间阳气旺盛，那人身之阳气该当如何，外热如此，内热动乎？养生知识该注意啥，快来瞧瞧吧。

大暑适合吃鸭子？喜欢吃鸭子的你竟然从没听说过，快来看看大暑吃老鸭有什么好处吧。

冬天咳嗽、怕冷、哮喘、咽炎、支气管炎还有痛经？现在贴敷就能好，冬病夏治，你知道吗？

大暑炎炎，当喝茶，清心火利水养阴，茶的讲究自古就有，但从中医学的角度来观察，茶亦是药，药亦是茶，快来学学喝茶治病吧。

资深吃货看过来，大暑老鸭胜补药

这个世界上有很多食肉动物，如狼、狮、虎、豹，人类中"食肉动物"也不少，很多人顿顿无肉不欢，戏称自己为老饕，热爱美食的心情可以理解，但如果作为资深吃货（其实是吃肉货），您对肉类的寒热性质有了解吗？

中医学认为牛、羊、鸡、狗肉都是热性，而鸭肉、兔肉、猪肉性寒凉，掌握肉类的寒热性质，可以根据季节和自己的体质，更好地选择适合的肉类，有益于养生保健，吃出健康来。谚语说"小暑大暑，上蒸下煮"，大暑节气民间有"大暑老鸭胜补药"的说法，今天我们就来谈一谈性寒凉，适合炎热夏季进食的鸭肉。

"落霞与孤鹜齐飞，秋水共长天一色"，这句话是"初唐四杰"中王勃写的骈体文《滕王阁序》中千古传诵的名句，这句话中的鹜即是指野鸭。在李时珍的《本草纲目》中鸭子的条目称之为鹜，所以鹜既可以指野鸭，也可以指家鸭。成语趋之若鹜中应该指的是家鸭。

中医学认为鸭肉味甘，性寒凉，唐代孟诜的《食疗本草》中认为鸭肉"能补虚、消毒热、利水道。"也就是鸭肉具有补虚、滋阴清热、利小便的作用，能治疗虚损性疾病及阴虚内热和水肿一类的疾病。炎炎夏日，很多人口干舌燥，心中烦热，进食能养阴清热的鸭肉确实是应季养生之举。

一、老鸭汤

鸭子长到 4 ～ 6 个月即可产蛋，1 年以上的可称为老鸭，李时珍在《本草纲目》中提道："嫩者毒，老者良。"所以炖汤时要选用 1 年以上的老鸭，宰杀后切块，冷水浸泡鸭块 1 小时，然后冷水下锅，水开煮 3 分钟后把鸭块捞出锅，去掉血水和腥味，再把砂锅内填满足量的水，加葱、姜片、料酒，小火炖 3 小时，起锅前半小时放盐、胡椒粉，切好的白萝卜或冬瓜，也可根据个人喜好添加粉丝、发好的木耳、泡好的莲子及其他配料。

老鸭汤充分体现鸭肉清热、养阴、补虚的特点，清淡不油腻，滋补不上火，确实是大暑时节值得推荐的一道时令养生菜肴。如果您属于阴虚体质，有手足心发热、潮热盗汗、口干舌燥、头发干枯、心烦易怒的症状，老鸭汤更是适合您的滋补佳品。平素容易干咳、痰少、咽干的人也适合老鸭汤。水肿、小便不利的病人需咨询医生，如没有禁忌，也可适当食用老鸭汤以利水消肿，通利小便。

二、烤鸭

北京烤鸭享誉国内外，著名的果木烤鸭，采用枣树、梨树、苹果树等果木炭火烤制，色泽红艳、肥而不腻、外焦里嫩，特别又有一股果木清香。鸭子为什么要用火烤？就是因为鸭肉性寒凉，有脾胃虚寒，食用寒凉食物容易腹痛、腹泻的人不适合吃，但是经过炭火烤制后，鸭子的寒凉性质大为减轻，成为适合大众的一道美餐。

说完鸭子，还有鸭蛋。唐代孟诜的《食疗本草》中认为："鸭蛋，小儿食之，脚软不行，爱倒，盐淹食之，即宜人。"意思是小儿吃鸭蛋，会脚软不会走路，容易摔倒，用盐腌制后吃，就没有这个弊病了。所以我们平常为啥吃咸鸭蛋，道理就在这。

大夏天，把肚皮贴在滚烫的石头上能"治冬病"

在一则新闻里，一群大妈进入人们的视线：大夏天，三十多度的高温，她们趴在公园晒得滚烫的石头上，烤肚子、烤脊背、烤膝盖，认为是治冬病，也就是治疗冬天的老寒腿、背凉、肚子冷等病症。这种做法靠谱吗？

其实中医学中确实有"冬病夏治"的理论，所谓"冬病夏治"，就是在夏天时，采用穴位贴敷、针刺、艾灸、蜡疗、刮痧、拔罐、埋线、吃温热药物等方法，治疗冬天发作或者容易加重的疾病，比如寒性的哮喘、慢性咳嗽、鼻炎、腹泻、手脚冰凉、关节疼痛、反复感冒等病症。

冬病夏治来源于《黄帝内经》中"春夏养阳、秋冬养阴"的思想，在冬病夏治的方法中，针刺、蜡疗、吃温热药物等，需要病人到医院找到专业医师操作，需要更多时间和精力，而穴位贴敷每10天贴1次，经济实惠，艾灸可以在家自己操作，简单方便，下面我们重点为大家介绍这两种冬病夏治的方法。

夏天穴位贴敷最为大家所熟知，也就是三伏贴。在三伏天的时候用一些具有刺激性的药物，涂敷在穴位或者是疾病的患处，通过药物刺激以及经络腧穴的作用，达到预防和治疗疾病的目的。三伏贴的记载最早出现于清代《张氏医通》："治冷哮，方用白芥子净末一两，延胡索一两，甘遂、细辛各半两。共为细末。入麝香半钱。杵匀。姜汁调涂肺俞、膏肓、百劳等穴。"

三伏贴发生作用，有三方面的因素。

1.时间因素，三伏天是一年中最热的时候，天气达到最热的程度，人体的阳气也最为旺盛，人体经络气血是充盈的，有利于祛邪外出。

2.药物因素，选用的中药都是药性辛温走窜的药物，药性温热可以祛除寒湿之邪。

3.经络和腧穴的作用，经络和腧穴可以放大药物温通的作用。

简单归纳：三伏贴起效的因素，就是时间、药物和经络腧穴三方面，治疗中医辨证属于虚性、寒性的疾病。

三伏贴适用于三类病症。

1.呼吸系统的疾病，包括哮喘、慢性咳嗽、鼻炎、咽炎等。

2.阳虚体质，症状有反复感冒、畏寒怕冷、手足不温、小便次数偏多、食用寒凉饮食后容易腹泻、小儿厌食、遗尿。

3.寒湿的痹病，主要有风湿与类风湿性关节炎、颈椎病、腰椎病。

三伏贴总的原则是用热药，贴阳经，贴敷的药物都是辛温走窜的中药，穴位主要是选取督脉上的穴位如大椎、身柱、至阳、命门、腰阳关等，以及足太阳膀胱经的穴位如肺俞、膏肓、肝俞、脾俞、肾俞等。因为督脉为阳脉之海，阳气最为旺盛，膀胱经主一身之表，阳气充沛。根据病证选取相应的穴位，每次贴敷 10 个左右穴位，时间 2～6 小时。每一伏贴一次，伏前加强一次，伏后加强一次，一共 5 次。

三伏贴禁忌人群：阴虚体质，疾病急性发作期，严重心、肺、肝、肾疾患，瘢痕体质者，药物、敷料过敏者。

如果您是寒性体质，寒性疾病，想要做艾灸冬病夏治，也可以在家隔日艾灸神阙穴、关元穴、气海穴，每次半小时，也有一定温助阳气、祛寒湿的作用。

回到开头，大妈们大夏天趴在热石头上烤肚子、烤脊背，类似于中医的热熨疗法，确实有一定温热的作用，可能会对寒性的疾病有一定缓解作用，但是也要适可而止，因为有报道称有的大妈把身上烫起了水疱，而且如果在大中午烤，也容易中暑。

冬病夏治三伏贴，哪几类人不能用

三伏贴是一种冬病夏治的疗法，具体就是在天气最热的三伏天，在背部督脉、足太阳膀胱经的穴位上，贴敷药性辛温走窜的中药，治疗中医辨证属于寒性、虚性的疾病，比如鼻炎、哮喘、咳嗽、颈椎病、腰椎病、老寒腿等疾病。药物通过穴位透达脏腑，起到治疗和预防疾病的效果。简单来说：就是三伏天时，贴阳经、用热药，激发阳气，治疗寒性、虚性疾病。治病起效的因素有三方面：时间、经络、药物。由于其简便验廉，不良反应小，还可以避免吃药打针的痛苦，因此深受广大群众的喜爱。

三伏贴虽然好处多多，但是也有几类人不宜使用。

一、孕妇

某年夏天做三伏贴时有一名29岁女性患者求诊，自诉平素体弱，每年秋冬都会因为受寒感冒，咳嗽好长时间，以前都是吃西药，但是因为今年怀孕了，怕秋冬咳嗽吃药影响胎儿，听说三伏贴可以冬病夏治调理身体，而且是外用药，于是就来找我贴敷。我给她解释，三伏贴不适合孕妇使用，因为三伏贴使用的药物都是药性辛温、芳香走窜之品，这些药物通过穴位进入体内产生作用，穴位对这些药物起了放大和增敏的作用，扶助阳气，祛除体内的寒湿邪气，祛病的同时，这些药性芳香走窜的药物往往会对子宫产生影响，容易引起滑胎、流产。我建议她间隔地吃一些中药进行调理，对自己和孩子都有好处，这位患者后来育有一女，体质比怀孕前还好。

二、疾病发作期间

某日门诊，有一个妈妈带着她的孩子来找我预约三伏贴，妈妈很高兴，自述自己去年贴过三伏贴之后，以前冬天怕冷、手脚冰凉、容易感冒的情况大为好转，今年还想巩固一下，并且把儿子也带来了，也想增强一下体质。本来这个孩子的体质非常适合贴敷，但是孩子近期感冒了，现在的症状为口渴、咽干痛、咳嗽、黄痰、舌苔微黄，辨证属于风热感冒，近期不适合贴敷。我给孩子开了对证的祛风清热药物，并给这位妈妈解释，如果患者正在疾病发作期间，比如肺炎、胃肠炎、心脏病、脑病等疾病，有发热、咳嗽、腹泻、剧烈疼痛、肢体不遂等症状时，不建议使用三伏贴，应该等患者的疾病明显缓解或者痊愈时才能考虑贴敷。

三、糖尿病患者

老王是我门诊的一个患者，来诊时说因为看到邻居李阿姨的过敏性鼻炎经过一个夏天的三伏贴治疗，到了立秋时打喷嚏、流鼻涕的症状明显缓解了，老王也有过敏性鼻炎，希望通过贴敷治疗。我仔细询问了老王的基本情况，老王有 15 年的糖尿病史，现在用胰岛素控制血糖，血糖控制的不理想，空腹血糖波动在 8～10mmol/L，我对老王说，您不适合贴敷，老王很惊讶，我解释说贴敷时，有个别人会对这种疗法比较敏感，贴敷部位产生水疱，因为三伏贴又叫天灸或者发泡灸，起水疱也是体内寒湿邪气外排的一个反应，但是如果血糖控制不佳，机体灭菌能力差，水疱破溃后容易感染，而且高血糖会造成局部血液循坏变差，伤口难以愈合，两相权衡，我建议老王服用中药来治疗过敏性鼻炎。

除了上述三类人群不适合做三伏贴之外，如果您是瘢痕体质，或患有严重的心、肺、肝、肾疾病都是禁用三伏贴的。此外两岁以下的孩子也不宜贴敷，这是因为儿科又叫哑科，太小的孩子口齿不清，不能正确表达身体不适症状，所以也不适合贴敷。

第十二篇

大暑

茶也是中药，有六种好处，
也有多种不宜，来对号入座吧

在周末上午闲暇时光，小桌上摆好茶壶和茶碗，沏一壶龙井，看碧绿的茶叶在水中上下飞舞，眼前茶叶起起伏伏，汤色碧绿，清香怡人，心中神思慢慢沉寂，人也变得安详从容了。那么，我们今天就来说说喝绿茶的妙处。

一、清热解暑

大暑时节，炎热难当，清热解暑的绿茶为您带来丝丝清凉。茶古称苦荼、荼、蜡茶、茶芽、茗等。性味苦寒，可以清热，夏日天热，性寒凉的绿茶可以解暑。苏轼有这样的诗句：酒困路长惟欲睡，日高人渴漫思茶，敲门试问野人家。烈日当头，口干舌燥，一杯清凉的绿茶确实能滋润咽喉，润泽胃肠，平息体内燥热火邪。

二、清利头目

很多人会有这样的经历，天热时人会变得头目昏沉，加上现在电脑普及，在电脑前一待就是几个小时，等站起来时，腰酸背痛自不必说，头昏昏的像喝了二两酒。所以电脑一族在夏日应该必备绿茶，《本草纲目》中这样描述："头目不清，热熏上也。以苦泄其热，则上清矣。"也就是说头目昏沉，是因为热聚于上部，茶性寒凉，并且进入人体后是下行的趋势，可以清利头目。与茶相反的例子是酒，酒进入人体是上行的趋势，所以说喝酒上头。

三、提神抗疲

影视剧中经常见到这样的镜头：夜深了，那些热爱工作的人仍然不肯休息，用凉水冲脸，揉揉太阳穴，为自己泡上一杯浓茶，然后又投入工作的海洋中去。熬夜工作从中医学角度来说是得不偿失，不是今天讨论的重点。但是茶能提神、抗疲劳确实是真的。古人早已认识到茶可以让人"不昏不睡"。现代人则知道茶里面含有咖啡因，可以增强大脑皮层的兴奋性，使人精力充沛，思想活跃，并且能消除疲劳。所以建议您如果上班时的上午犯困，一定要为自己泡上一壶好茶，肯定能使您才思敏捷，灵感频现，工作顺利。要提醒的是，失眠的人下午或者晚上不能喝茶，因为茶在兴奋的同时，会让您的失眠加重。

四、通利小便

喝茶可以通利小便，使得尿量增多。有这样一个故事，一名考生参加研究生入学考试，早上为了兴奋自己，喝了一杯浓茶进了考场，按照他平时的习惯，喝这么一杯水一般能忍两个小时，但这次考试期间尿意频频，不得已举手要求去厕所，在老师的陪同下前后共去了两次厕所，考完后深悔不该喝茶。这是因为茶中含有茶碱，能抑制肾小管再吸收，因而有利尿作用。在炎热的夏季，喝一杯温热的绿茶，不仅解暑，还能利尿，尿液也能带走一部分热量和有害物质。

五、瘦身减脂

中医学认为："茶，久服，令人瘦，去人脂。"对于想要减肥的人士来说，喝茶能变瘦确实是一个好消息。从中医角度来说，茶有清解油腻、消化食积的作用，食积消除，就不会在体内形成痰湿，以及我们所说的脂肪。而现代研究也证实：长期喝茶，可以减少食物脂肪的吸收，促进脂肪分解，减少脂肪合成，降低血脂，减轻体重。当然，"管住嘴，迈开腿"是减肥的不二法门，如果配合适量的喝茶，可能会锦上添花。

六、止泻止痢

宋代福建名医杨士瀛认为："姜茶治痢，姜助阳，茶助阴……且一寒一热，调平阴阳，不问赤、白、冷、热，用之皆良。生姜细切，与真茶等分，新水浓煎服之。苏东坡以此治文潞公有效。"也就是拿等份的生姜与茶叶煮水喝，对不同证型的痢疾都有效果，苏东坡曾经用姜茶饮治好了宋代第一名相文彦博的痢疾。现代研究证实：茶叶煎剂对痢疾杆菌有杀灭作用，而茶叶中的鞣酸有收敛的作用，可以止泻。夏天是肠道疾病的高发季节，食用不洁食物可能会发生腹泻或者痢疾。姜茶饮是一个不错的食疗方。

七、饮茶禁忌

可能有人会问，喝茶好处这么多，是人人都能喝茶吗？回答是否定的。李时珍认为："若少壮胃健之人，心肺脾胃之火多盛，故与茶相宜。若虚寒及血弱之人，饮之既久，则脾胃恶寒，元气暗损，土不制水，精血潜虚。"

综上所述，容易失眠的人，不宜饮茶。有胃溃疡的人，喝茶可能会加重胃酸分泌。孕妇与哺乳期妇女不宜饮茶，因茶叶成分会经过乳汁进入婴儿体内。喝茶兴奋心脏，心脏病患者谨慎服用。贫血、结石患者不宜饮茶。虚寒体质的人不适合喝绿茶，应该服用温性的红茶。中医学认为茶"饮之宜热，冷则聚痰"，所以不要喝冷茶，应该喝温热的茶水。

自古逢秋悲寂寥，我言秋日胜春朝

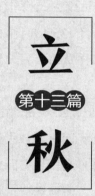

立秋

第十三篇

立秋日曲江忆元九

【唐】白居易

下马柳阴下，独上堤上行。

故人千万里，新蝉三两声。

城中曲江水，江上江陵城。

两地新秋思，应同此日情。

秋前秋后一场雨，白露前后一场风。秋前北风马上雨，秋后北风无滴水。

立秋是秋天的第一个节气，也就是在每年公历的 8 月 7 日、8 日或 9 日，太阳到达黄经 135°的时候。

我国古代将立秋的十五天分为三候：一候凉风至；二候白露生；三候寒蝉鸣。

《历书》上记载："斗指西南维为立秋，阴意出地始杀万物，按秋训示，谷熟也。"《素问·四气调神大论》记载："秋三月，此谓容平。天气以急，地气以明，早卧早起，与鸡俱兴，使志安宁，以缓秋刑，收敛神气，使秋气平，无外其志，使肺气清，此秋气之应，养收之道也；逆之则伤肺，冬为飧泄，奉藏者少。"《管子》中曰："秋者阴气始下，故万物收。"那么春夏养阳如何收，秋冬养阴如何始，肺金主时当大令，其中缘由何所循？立秋养生当注意，快来瞅瞅都有啥。

拔罐、刮痧、保健减肥大流行，可有的人群不合适拔罐，有的人刮痧刮出了梅毒，着实不妥，关于拔罐、刮痧、大保健，你了解多少呢？

秋三月，应早卧早起，与鸡俱兴，鸡鸣起床，掏鸡蛋、砍鸡脖、拔鸡毛、炖鸡汤，与鸡俱兴，确实美味，可你这么做，鸡怎么想？赶紧来学学鸡的营养价值吧，管它咋想，它爱咋想咋想……

自古逢秋悲寂寥，秋天多和伤感联系在一起，回望心事种种，夜不能寐，久而久之竟然失眠了，这可如何是好，总是多愁善感容易失眠的你对失眠了解多少呢?

盲目拔罐减肥不靠谱，五类人群需谨慎

近来门诊有人咨询这样的问题：拔罐是否能够减肥？其实，这个简单的问题背后，潜藏了相关的若干问题，拔罐真的能减肥？拔罐减肥是否适合所有人？拔罐该拔哪些部位……相信好多人也有这样的疑惑，且听我一一道来。

一、拔罐真的能减肥

拔罐疗法古已有之，最早的记载出现在战国时期的《五十二病方》，当时用来治疗痔疮，后来拔罐疗法的适应病证逐渐广泛，现在也用于减肥。相对于饥饿疗法、吃减肥药、针刺、穴位埋线、吸脂、胃部分切除手术等，拔罐减肥具有痛苦小、不良反应少的优点。临床研究显示，拔罐确实具有减轻体重的效果，不同的医家报道有效率不等，因为没有大规模的随机对照研究，确切数字不好估计。

二、拔罐减肥是否适合所有人

拔罐减肥不是适合所有人。中医治病讲究扶正祛邪，拔罐一般用于祛邪，适合于痰湿、气郁、瘀血之类的实证，或者虚实夹杂的病证，临床辨证属纯虚证的病人，不适合经常或者大面积拔罐，因为可能会使正气更虚。具体来说，下列人群不适合拔罐减肥：①身体特别虚弱之人；②严重的心脏病、贫血病人；③传染性皮肤病人群；④有出血性疾病（如白血病）人群；⑤女性在月经期和孕期不宜拔罐。

三、拔罐选取哪些部位？疗程如何

综合临床资料来看，对于单纯性肥胖的病人，拔罐主要选取背部督脉和膀胱经循行之处；或者在腹部，在神阙八阵穴上（在肚脐到关元穴长度为半径做的圆周上）拔罐；或者根据病人肥胖的具体部位，在手臂（手阳明大肠经）、大腿（足阳明胃经）或者臀部（足太阳膀胱经）拔罐或者闪罐，拔罐时间一般是 10 分钟，时间长容易起水疱，隔日或者隔 2 日 1 次治疗，1 个月为 1 个疗程。部分病人的体重、腰围、腹围、臀围、腰臀比会有一定的下降。

四、拔罐减肥有危险吗？晕罐是怎么回事

拔罐是一种比较安全的中医操作，但是也会出现个别意外。首先就是火的问题，如 2016 年 4 月 11 日，某著名歌手在家中拔罐不慎烧伤，医生诊断，他的面部、躯干、背部为深二度烧伤。所以拔罐时一定要按照操作规范来进行。

针刺时部分人会晕针，拔罐时个别人也会晕罐，出现头晕心慌、脸色苍白、恶心欲吐、手脚发软、出冷汗，甚至意识丧失的情况。应该立刻取罐，让患者平躺，喝温开水，揉按或者针刺人中、十宣、合谷、内关等穴位。

晕罐的原因有以下几种：①精神紧张；②身体虚弱；③空腹饥饿；④火罐吸力强或者排罐过密，导致疼痛性休克。

五、拔罐减肥的机理是什么

中医学认为肥胖的病位主要在脾胃、大小肠，病机主要是脾失健运、水液代谢失常、痰湿阻滞、气滞血瘀，正所谓肥人多痰湿，拔罐可以健运脾胃、祛痰除湿、通畅经络、疏通经络中瘀滞的气血。

从西医学来看，肥胖是一种慢性代谢性疾病。拔罐产生的温热刺激可以扩张局部血管，促进血液循环，利于机体代谢废物的排出，使得更多的氧气和营养物质进入细胞。实验研究也表明：拔罐可以使静脉血中的尿素氮、肌酐和尿酸含量下降，对机体新陈代谢有积极的影响。

六、个别养生会馆宣传拔罐减肥时可以放开吃，不用忌口，是真的吗

肥胖最主要的原因就是吃得多，动得少，所以"管住嘴，迈开腿"是

减肥的不二法门。可是大部分胖人都抵抗不了美食的诱惑，所以越吃越胖，个别养生会馆宣传"拔罐减肥不忌嘴"，不过是吸引顾客的噱头而已，如果天天大吃大喝，拔罐减肥应该也是竹篮打水一场空。

好在决心去减肥的人群，大部分都是对自己的身材或者身体状况不满意，应该能做到合理饮食的，因为肥胖是百病之源，容易导致高血压、高血糖、高血脂、高尿酸血症、高血黏症，成为脑梗死、冠心病等多种疾病的温床。

拔罐配合合理饮食，适当运动，给你好身材与健康人生！

刮痧，可以降血压、减肥，没想到却刮成了梅毒

56 岁的张老师一周前洗澡时发现后背、双臂有红色小疙瘩，发痒，逐渐增多，就诊某医院诊为"银屑病"，口服药物后病情加重，就诊于青岛市立医院，医生检查发现：颈部、肩部多处条形淤斑隐约可见，躯干、胸前、四肢等部位有铜红色黄豆大的斑，片间有斑丘疹，上覆鳞屑，不易脱落，边缘翘起，如衣领状。梅毒快速血浆反应素试验、梅毒螺旋体血凝试验均为阳性，诊断为"二期梅毒疹"。回忆半年来无皮肤、黏膜溃破受伤史，颈肩部条形淤斑，系因颈椎病被某游医刮痧多次，每次都刮至皮肤呈暗紫色，甚至出血才觉有效。因青霉素皮试过敏，用红霉素治疗 15 天。6个月后临床与血清学检查阴性。医生告诉她，刮痧是她感染梅毒的原因。

刮痧是利用表面光滑的硬物等作为刮痧器具，配以刮痧油等介质，在人体表面特定部位进行反复刮拭，刮出"痧疹"，有祛邪外出、清热泄毒、条畅气血、疏通经络的作用。刮痧治病原理与针灸相同，但更加简单易学，容易掌握，且疗效确切，对感冒、高热、腰腿痛等疾病有立竿见影之效。又方便经济，只需一个刮痧板，在家里就能操作，所以是老百姓常用的保健治病方法。

病人经刮痧治疗后，刮痧局部可出现突出皮肤表面鲜红色或紫红色的"痧疹"。这是因为刮痧使得皮下小血管充血，或者破裂导致皮下淤

血，力度大的刮痧皮肤表面是有轻微的破损的，如果刮痧板是公用的，又不消毒，特别容易导致肝炎、艾滋病、梅毒这类疾病传播，这也是张老师感染梅毒的原因，其实要预防也很简单，一人一板就可以杜绝这些传染病传播。

在这里还想提醒一点，理发店共用的刮眉刀、刮胡刀也可能成为疾病的传播源头，所以爱美的姑娘们去修眉时，应尽量带上自己的刮眉刀，帅哥刮胡子也应该用自备刮胡刀，这样会更好地保护自己。

做好防护，我们就可以享受刮痧带来的防病治病的益处了。

下面介绍两种疾病的刮痧办法。

一、高血压

随着人们生活水平的提高，过多摄入高盐、高脂、高糖食物，电脑和智能手机的普及使得人们运动量越来越少，高血压的病人日渐增多。我们可以采用百会穴刮痧，配合胆经刮痧的方法，百会穴在头顶正中最高点，在头颅的正中线与两耳尖连线的中点，以百会穴为起点，向前、向后、向左、向右各刮 36 次，每日一组。配合下肢胆经刮痧，胆经的循行是在我们的外侧裤缝处，左右各一，我们可以在这条线上涂抹精油或者按摩膏等介质，从上往下刮拭，尽量走长线，根据个人情况每条腿 20 ～ 30 次，每日一组。降压药物配合刮痧、运动和饮食节制，应该有不错的效果。

二、肥胖

四月五月不减肥，六七八月徒伤悲。炎炎夏日来临，肥肉无处藏身，爱美的女孩大为烦恼。肥胖从中医学的角度认识，就是脾胃的功能失常，摄入的食物代谢不掉，转化成痰湿留在体内，所以减肥最重要的一点是健运脾胃。运动是健脾的最好方法。在运动的同时，配合脾经和胃经的刮痧，有事半功倍的效果。足太阴脾经刮拭时，从小腿内侧的阴陵泉到三阴交；足阳明胃经刮拭时，从小腿外侧的足三里到解溪，涂抹精油等介质后，从上到下刮拭，每条经大约 20 ～ 30 次。每天一组。在刮拭时会发现经络上有一些结节和痛点，这是经络气机阻滞，我们要重点刮拭和按揉这些结节和痛点，使结节消散或者痛点消失。坚持一到两个月后，你会发现不像以前胃口大，吃饱后腹胀的情况消失，大便也会通畅，体重也会随之减轻。

鸡肉好吃，鸡身上的一味药材
更是治疗食积消化不良的良药

以前上学的时候，坐火车、汽车都要路过山东德州，到站停靠时总能听到叫卖德州扒鸡，有一次买了一只，回家尝了尝，果然是色泽金黄，肉质酥烂，味透骨髓，连骨头都能咬烂嚼下，吃完让人回味无穷。

过年了，家家户户杯盘罗列，少不了鸡肉的身影，不知道您家吃的是扒鸡？炸鸡？烧鸡？白切鸡？还是小鸡炖蘑菇……

鸡肉是我们生活中普通的肉食，鸡肉蛋白含量高，脂肪含量低，且肉质鲜嫩，容易消化，生活中、影视剧中最常见到的桥段就是某人生病了、虚弱了，家里人就会说："给你炖只鸡补一补。"

从中医理论来说，鸡肉确实具有补益的作用。《本草纲目》记载："雄鸡肉甘、温，雌鸡肉甘、平，具有温中健脾，填髓益精，补气止痛的功效。"

按照中医学的阴阳理论，雄鸡属阳，温补作用较强，更长于助阳补气，关于雄鸡的名吃有"童子鸡"，选用的是生长刚成熟未曾交配过的，或者是饲养期在三个月以内的小公鸡。而雌鸡属阴，更长于补血，且性平和、不易上火，所以产妇、身体虚弱之人常用老母鸡炖汤来滋补。著名的妇科圣药"乌鸡白凤丸"，就是以乌骨鸡为主要原料，配伍其他补虚药材，能补气养血、调经止带，用于虚性的疾病。

其实我想纠正很多人的一个错误认识：乌鸡白凤丸是给女人吃的。这个中成药是一个补虚药，如果是男性有身体虚弱、腰膝酸软等症状，也可以服用，现代报道对于气血亏虚所致的男性性功能不足、前列腺炎等疾病，乌鸡白凤丸有不错的疗效。中医学讲究辨证施治，有是证用是药，无论性别或者疾病不同，证一样就可以用同样的药。所以您下次如果看到中医给一个男性开了乌鸡白凤丸，也大可不必惊奇。

鸡身上还有一味药材：鸡内金。现在很多家长抱怨自己的孩子容易积食，消化不好，那是因为孩子大多待在楼房里，家里、学校两点一线，手机和电视占用了大部分休息时间，出门以车代步，活动量少，家长又爱子心切，每天煎、炒、烹、炸，给孩子吃得油腻，肯定积食。说到积食，大家首先想到的是山楂，其实鸡内金也是一味治疗积食的好药材，而且味道不错。

关于鸡内金的来源，有个问题考考你：鸡有几个胃？牛有四个胃，而鸡有两个胃：腺胃和肌胃，腺胃负责分泌消化液，肌胃负责磨碎食物。鸡没有牙齿，玉米、麦子整粒吞下，为了磨碎这些食物，鸡会吞吃一些小石子，小石子进入肌胃中，肌胃有发达的肌肉，蠕动时，里面的小石子可以磨碎食物，利于消化。老百姓把肌胃叫作鸡胗，生物学上叫作砂囊。鸡内金就是肌胃的内壁，因为是黄色的一层膜，所以称之为鸡内金。

中医学认为鸡内金有健胃消食、涩精止遗、通淋化石的功效。鸡内金消食作用强，可以用于各种食积证。如果您的孩子有食积、消化不良、反胃呕吐，可以尝试用鸡内金治疗，药店买回鸡内金，每日 10g 煎水喝，或者是每日 3g 研粉冲服。其实孩子食积最主要的原因是活动量少，家长放下手机，和孩子一起锻炼更是治病良方。

除去治疗食积证，鸡内金还可以化坚消石，用于肝胆结石和泌尿系统结石的治疗。临床方剂"四金汤"：鸡内金、海金沙、金钱草、郁金，可以随证配伍用于结石病。如果有结石的患者，平时可以用鸡内金研粉冲服。鸡内金有涩精止遗的作用，遗精、遗尿的患者也可以根据需要使用。

推荐一道菜品：凉拌鸡胗。具体做法如下。

第一步：洗净鸡胗，放入凉水锅中，加料酒、大茴香、桂皮、香叶等调料煮熟；

第二步：煮熟后的鸡胗捞出，放冷后切薄片，加盐、葱末、蒜末；

第三步：锅中放少许食用油，加热后放入几粒花椒，炸熟花椒后倒在鸡胗上，拌匀即可食用。

失眠像条癞皮狗，打狗棒法来了

很多人都有失眠的苦恼，失眠就像癞皮狗一样黏人，赶也赶不走，严重影响到患者日常工作和生活。失眠的原因很多，有的失眠治疗起来也比较麻烦。但是对于一般的失眠，可以用下列的打狗棒法一试。

一、打狗棒法之"痛打落水狗"

我们知道，狗落到水里就顾不上咬人了，有的失眠就像落水狗。失眠往往受情绪影响，有的患者过分关注自己的失眠，心理负担很重，结果越想越睡不着，反而加重了病情。实际上，没必要过分地关注失眠，适当加强体育运动，转移注意力，去做一些自己喜欢的事情，比如书法、画画、刺绣、听音乐等，失眠往往会不治而愈，有的人即便吃药也会减轻药量，产生良好的循环。

一般来说，持续一周以上睡眠时间少于以往两个小时，才是失眠。所以，偶尔睡不着觉，或者身体偶尔出点小问题影响到睡眠，都不是严重的问题。平常心待之，转移视线，很快就会恢复健康的睡眠。

二、打狗棒法之"关门打狗"

在中医看来，失眠有一种常见的类型，那就是阴血不足型失眠。《黄帝内经》曰："阳入阴则寐。"阴血不足，阳气无法潜藏到阴血里，就会引起失眠。

引起阴血不足的原因有很多，有的人先天不足，有的人是后天因素。比如有的女性在分娩后容易造成阴血不足，从而导致失眠。这种失眠患者常见症状有失眠、心慌、健忘、手足心热、大便干结等。

中医有一味药治疗阴血不足引起的失眠很有效，那就是炒酸枣仁。

炒酸枣仁有安神、宁心的作用。现代研究也证实，它能延长睡眠时间。但是有的人觉得治疗效果不佳，这有两种原因，一种有可能是不对证，另外一种可能是使用方法不当。

很多人用炒酸枣仁泡水喝来治疗失眠，但是酸枣仁质地比较坚硬，有效成分难以溶出。因此，单纯泡水喝仅有少量有效成分溶出，达不到治疗的剂量，使用炒酸枣仁时需要把它捣碎，浸泡半小时，然后小火煎煮半小时，这样才能保证达到最好的药效。

另外，可以把炒酸枣仁打成粉，每日 30g，晚上临睡前半个小时服下，失眠的朋友不妨一试。如果炒酸枣仁效果不佳，也可以尝试服用中成药天王补心丹来补阴养血，也有一定的效果。

三、打狗棒法之"棒打鸳鸯狗"

除了阴血不足的失眠，在失眠患者中，还有一种类型很常见，就是痰热型失眠，痰与热两种邪气就像一对亲密的鸳鸯，相互纠结，难舍难分。这种患者的主要表现是：心烦、失眠、做噩梦、胸闷、头重、口苦。这种患者可以用温胆汤来治疗，中成药可以服用牛黄清心丸。

尽管我们给大家介绍了治疗失眠这条癞皮狗的打狗棒法。但是引起失眠的原因多种多样，治疗起来也非常复杂。因此，对于复杂的失眠，患者还是应该及早就医，通过医生对证分析，采用具有针对性的治疗措施。

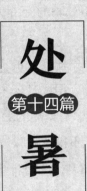

处暑

第十四篇

疾风驱急雨，残暑扫除空

> **秋日喜雨题周材老壁**
>
> 【宋】王之道
>
> 大旱弥千里，群心迫望霓。
>
> 檐声闻夜溜，山气见朝隮。
>
> 处暑余三日，高原满一犁。
>
> 我来何所喜，焦槁免无泥。

处暑满地黄，家家修禀仓。处暑有雨十八江，处暑无雨干断江。

处暑是在每年公历的 8 月 23 日左右，太阳到达黄经 150°的时候。

我国古代将处暑的十五天分为三候：一候鹰乃祭鸟；二候天地始肃；三候禾乃登。

处暑是反映气温变化的一个节气。处暑，即为"出暑"，"处"含有躲藏、终止的意思。据《月令·七十二候集解》中记载："处，去也，暑气至此而止矣。"意思是炎热的暑天即将过去了，此时流行最多的一句谚语就是"春捂秋冻，不得杂病"。《慢生要集》中说："冬季棉衣稍宜晚着，益渐渐加厚，不可顿温，此乃将息之妙矣。"那么如何在阳气将收，阴气渐长之息做到不顿温，此将息之妙又妙在何处？处暑养生，你值得拥有。

秋季防秋燥，秋燥常便秘。有一种可以通便、降脂、降糖，正是应秋收、秋降的好东西，你对它的了解有多少？

处暑时节虽然属秋主降，但秋高气爽，适当地锻炼是非常有益于身心健康的，为了预防冬天常发的心脑血管疾病、脂肪肝，你得学着去去肥肉了。

秋风起，蟹脚痒，提起螃蟹口水直流呀，可是有些人却不适合吃，不能吃，孕妇吃了还可能会流产，赶紧来学学螃蟹该怎么吃的美味又放心，不然吃出问题可吐不出来呀。

秋日天高气爽，午后来一杯奶茶，有奶有茶，提神营养又好喝，这样的下午茶可是使不得呀，你是不是也想这么喝？

肠道蠕动的加速器，
通便、降脂、减肥、降糖，昨天你刚吃过

看过游本昌老师主演的《济公传》的人可能还记得，里面有一个大脖子的病人，脖子变粗，还拖着一个大肉瘤，这种病西医学叫单纯性甲状腺肿大，是因为缺乏碘元素而导致的疾病，所以现在我们吃的是加碘盐，为了预防大脖子病，医生都建议这类病人多食用一种被称之为"含碘冠军"的蔬菜，那就是海带，海带也是工厂食用碘提取的来源。

最早记载海带药用价值的是魏晋时期的《名医别录》，《名医别录》中称之为昆布，药性咸、寒，无毒。主治十二种水肿、瘿瘤聚结气，中医理论认为海带有化痰软坚的作用，可以治疗痰气交阻所导致的瘿瘤，瘿瘤就是现在的"大脖子病"，说明两千多年前，聪明的中国人就观察到海带可以治疗大脖子病。

我们来看看海带的成分：每100g干海带含有粗纤维10g，蛋白质8g，脂肪仅有0.1g，另外含有碘、钙、铁、钾、镁、锌、硒、褐藻胶、甘露醇等物质。

海带含有丰富的粗纤维，有通便的作用，从而被称为"肠道蠕动的加速器"，肉类、蛋类、奶类这些食物是不含有粗纤维的，粗纤维存在于植物中，是植物细胞壁的主要成分。家长总是要求孩子要多吃蔬菜，因为蔬菜中含有粗纤维，利于排便，粗纤维不被人体消化吸收，可以增大粪便体积，而且吸收水分，刺激肠道蠕动，现代研究认为，每个人每天摄取的粗纤维应该为 20 ～ 35g，每100g的海带含有粗纤维10g，冬季到来，蔬菜缺少，吃点海带可以满足人体对粗纤维的需要。

海带能降血脂，研究表明：碘元素能使血液中的胆固醇降低40%，当人体摄取碘不足时，引起碳水化合物及脂肪氧化不充分，胆固醇便会升高。海带中的褐藻胶不仅可以降低血浆中胆固醇的水平，而且能阻止机体对脂肪地吸收，加大胆固醇在粪便中的排出量，现代人的运动量普遍不

足，大腹便便者众多，高血脂、脂肪肝已经成为中老年人的常见病，常吃海带不仅清肠，还能降血脂。

海带能减肥，清代医家张璐在其所著《本经逢原》中提到："昆布，久服瘦人。"相信看到这里，想减肥的你已经蠢蠢欲动了。首先，海带能够通便利于减肥；其次，海带中丰富的碘，有助于提升甲状腺功能，对人体的新陈代谢和热量消耗有帮助；第三，如果人体的钾摄取不足，钠元素就会相对增多，造成细胞水肿，增加体重，海带中有丰富的钾元素，可以平衡钠元素，去掉多余的水分，有减重的作用。

海带还能提取一种常用的西药——甘露醇。影视剧中，大家经常看到医生抢救病人的镜头，脑水肿的病人要输用一种液体，叫甘露醇注射液，脱水降颅压。还有准备做肠镜检查的病人，医生会让他提前一天喝甘露醇，引起腹泻，清洁肠道。同理，对于喝有机磷农药中毒的病人，医生也会给 20% 甘露醇口服，因为甘露醇口服不易吸收，在肠道内形成高渗环境，能够大量吸收水分，反射性地引起肠道蠕动增强而起到导泻的作用，抑制毒物从小肠重新吸收，加快毒物排泄，减轻肾脏负担，上述提到的甘露醇就是从海带中提取出来的。

现代研究还发现海带有增强免疫力、抗肿瘤、降血糖的作用。海带真是用处良多，可以凉拌、炒菜、炖肉，方式多样，想要瘦身减脂，养生保健的你，不妨每天适量吃点海带。

又锻炼，又节食，你为什么还是减不了肥，如何让肥胖离你远去

有天门诊，一位 45 岁男性患者向我诉苦，为减肥问题感到困扰。原来因为工作缘故，他压力大，应酬多，一周大部分晚餐都在酒桌上度过。平常也没有锻炼的时间，久而久之，身体发福，170cm 的身高，体重86kg。不仅体重超标，而且血脂高、脂肪肝、血糖偏高也找上门来。由此带来的后果就是，体质严重下降、易疲劳、身体沉重、精神倦怠、上下楼

梯都气喘吁吁。

于是，他决定减肥，吃饭稍有节制，每周爬山一次。这样过去了一个月，身上的脂肪稳如泰山，体重一点不减。我仔细询问了他的锻炼方式，发现他每周爬山后自觉锻炼强度很大，于是便放心和朋友聚餐，大吃一顿。

如此看来，这就是典型的一日曝十日寒。首先，锻炼频率明显不够，运动需要每周 5 次以上，而患者不是平时每日坚持锻炼，而是搞突击一样，在周末加大运动量。运动之后，又没有科学进食，一顿大吃把刚刚消耗的热量又全部补了回来。如此锻炼，能减肥才怪。

减肥是一个循序渐进，日积月累的长期工程。说到底，就是养成良好的生活习惯，把锻炼作为日常生活的一部分，不积跬步怎能达千里，奢望临阵磨枪式地锻炼，既不利于身体健康，又事倍功半。因此，我建议他首先从改变生活方式做起，制定可行的锻炼方案，比如每天打一小时羽毛球等。持之以恒，这样效果才能逐步显现。患者听了，欣然接受。

无独有偶，25 岁的小美也在为减肥苦恼不已。看看自己身高 160cm，体重 70kg。好看的衣服穿不了，走到人群里总觉得别人用异样的眼光盯着自己，严重影响了自己的心情。虽然男朋友不嫌弃自己，但是看到别人"掌上轻，楚腰细"的纤纤身材，还是羡慕不已，于是痛下决心减肥。

俗话说，减肥就得"管住嘴，迈开腿"。小美倒是做到了饮食控制，加强运动。面对美食诱惑动心不动嘴，浅尝辄止，上下班路上快走半小时，整个人都动起来了。可是，两个月下来，才瘦了 1kg，距离减肥的目标还差之千里。

问题出在哪里？我仔细询问了小美的生活，终于找到了症结所在。原来小美不爱喝白开水，偏爱各种饮料。可乐、橙汁、红茶等都是她的最爱。渴了喝饮料、运动了喝饮料、上班喝饮料、逛街喝饮料。殊不知饮料里的糖分就是脂肪的前生啊。世界卫生组织建议，每日糖的摄入量应该控制在 25g 以下，可是一瓶饮料里的含糖量就可以轻松突破这个数值，600mL 的可乐含糖量是 63.6g，大部分的饮料 500mL 里都含有 50g 左右的糖，就连那些被认为很健康的运动型饮料，也都含有 25 ～ 40g 的糖不等。没有了糖，这些饮料就会和白开水一样寡淡无味，偶尔喝饮料可以解渴，补充糖分，并无大碍，但是像小美这样把饮料当水喝，每天从饮料里摄入的糖就高达 150 ～ 250g 的人，想减肥肯定是困难重重了，而且每天大量摄入糖分，患上龋齿、糖尿病、高血压、骨质疏松、痛风等疾病的风险明显增大。

听了我地分析，小美茅塞顿开，向我保证，以后再也不拿饮料当水喝了，如此坚持半年，小美已经瘦了 5kg，看到效果，她减肥更有信心了。

有人说"肥肉就像养熟的狗，赶也赶不走"，其实减肥并不难，关键是要讲究科学，肥肉才能离你远去。

螃蟹味美，但孕妇不能吃，还有一种人更不能吃

晋代葛洪《抱朴子·登涉》中记载："称无肠公子者，蟹也。"清代曹雪芹《红楼梦》第三十八回写道："饕餮王孙应有酒，横行公子竟无肠。"所以蟹的别称就是"无肠公子"。

俗话说"秋风起，蟹脚痒"，金秋时节正是蟹肥膏红品蟹之时，各位吃货们免不了要大快朵颐犒劳肠胃。但是也有人吃出了问题，近几日就有患者因吃螃蟹引起腹泻来医院就诊。我的一位患者小李前段时间趁着节日和家人团聚，一家人吃得很是开心，结果聚会结束后他就开始拉肚子，自己吃了止泻的药效果也不太好，于是便来医院找我。一开始我怀疑他是不是聚会吃的不干净，可除了他自己，家里其他人都没事，也就排除了这个病因。于是我详细询问他吃了什么食物，这才发现病因所在。

小李究竟为什么会腹泻呢？原来小李觉得秋蟹味道鲜美，忍不住贪嘴多吃了几只，这才引起他的腹泻。从中医学的角度讲蟹性味咸寒，脾胃阳虚的人本身不宜进食性味寒凉的食物。小李偏偏就是脾胃虚寒之人，夏天一吃冷饮就闹肚子，秋冬吃点梨之类的寒凉食物也会胃胀不适。他吃了那

么多寒凉的螃蟹，本就虚寒的脾胃肯定承受不了。从中医学上讲小李素有脾胃虚寒，多食寒凉的蟹肉使脾胃寒上加寒，脾胃不能够升清降浊，就出现了腹泻。

对于脾胃虚寒的"吃货"，我推荐两个能够避免腹泻的吃螃蟹小方法。第一个吃法就是螃蟹配酒，酒是属温热性质的，尤其是酿造的低度黄酒，味苦、辛而性温，辛温的黄酒配螃蟹食用可以中和螃蟹的寒凉之性，从而避免腹泻。有些人不适宜或不想饮酒该怎么办呢？那就可以选用第二种吃法：生姜螃蟹，生姜味辛、辣而性温，归脾、胃、肺经，能够温中暖胃，做螃蟹时多放点生姜也可以中和其寒性，防止腹泻发生。另外，吃螃蟹时配醋也是一种选择。醋可以抵消螃蟹的寒凉之性，除此外也有杀菌的作用。所以我们看到的吃螃蟹蘸姜醋是非常正确的食用方法。

除了脾胃阳虚的人不宜多食螃蟹，还有另外几类人也不适合吃螃蟹。

首先要重点提出的就是孕妇。魏晋时期的《名医别录》记载："蟹，解结散血；蟹爪，主破胞堕胎。"隋唐时期的《千金方》也记载："用蟹爪散流产。"另据《本草纲目》记载："蟹爪，堕生胎，下死胎。"西医学认为孕妇在怀孕期间身体的免疫功能偏弱，身体抵抗力较差，属于易过敏体质，而螃蟹是高致敏性食物。经查阅资料，有医生报道两年间共收治因食用海螃蟹而导致先兆流产病例 13 例，她们都是在食用海螃蟹 1～2 天后出现下腹隐痛，阴道少量流血，无妊娠产物排出。所以孕妇一定要谨慎食用螃蟹，尤其是孕早期妇女食用螃蟹更易致先兆流产。

其次，有痛风病的患者也不适合吃螃蟹。痛风是由于体内高尿酸而导致的组织炎性反应，而嘌呤代谢紊乱是高尿酸的原因之一。螃蟹属于高嘌呤食物，食用后嘌呤在人体氧化形成的代谢产物尿酸的含量会提高，高尿酸会加重或诱发痛风。因此痛风患者也应该慎食螃蟹。

螃蟹虽美味，禁忌要记清。即使没有上述情况的普通人在食用螃蟹时也应该适度为好。

既没有奶，也不是好茶，
喝一杯等于喝了一勺炒菜用的油，你却天天在喝

25岁的美女雯雯是办公室白领，业务繁忙，中午不回家，午餐在公司解决，为了方便省事，同时也为了减肥，一般午餐是一杯街边的奶茶加一个蔬菜汉堡，雯雯自认为这样很合理，蔬菜汉堡有菜有主食，奶茶里有牛奶补充蛋白质，茶叶提神醒脑利于下午工作，殊不知，她喝的奶茶里既没有奶，也不是好茶，而且正在严重影响她的减肥大计。

大家可能会很疑惑，奶茶没奶还增肥？现在，我们对街边奶茶的成分逐一分析，看看奶茶对你到底有啥影响？

1.奶茶里竟然没有奶？你怎么看？这个是真的。正宗好奶茶里面应该是牛奶，但是街边便宜的奶茶店用的都是奶精，这个奶精不能顾名思义，不是牛奶的精华，而是氢化植物油。问题来了，氢化植物油是什么？就是我们炒菜用的植物油，在一定的温度和压力下，加入氢催化而成，一般食品包装袋上成分标注中的奶精、植脂末、人造奶油、代可可脂等都是氢化植物油。商家为什么要用氢化植物油？因为它化学状态稳定，不易变质腐败，可以大量、长期贮存，延长食品保质期，并且让食物口感酥滑，增加卖点。其实雯雯喝的奶茶里没有奶，她喝的是植物油，喝一杯奶茶相当于喝了一勺炒菜用的植物油，怎么能减肥？

氢化植物油对人体有啥影响？氢化植物油里面含有大量的反式脂肪酸，现代研究证实，反式脂肪酸会提高心、脑血管病的发病率，也有研究证实，反式脂肪酸会诱发老年性痴呆，所以，要少喝奶茶。

2.说完奶，该说茶，茶是我们中国人的传统饮品之一，茶的好处很多，可以提神醒脑、抗疲劳、瘦身减脂、止泻止痢，雯雯喝奶茶就是奔着里面有茶叶，可以兴奋大脑，利于下午工作，奶茶应该用质量好的红茶冲泡，但是成本太高，雯雯喝的几元钱奶茶用的都是劣质茶叶末。如果是这样，就不如自己买点好茶叶冲泡提精神。

3. 奶茶里含有大量的糖。为了口感好，奶茶里面放了糖，一种情况用的是白糖，为了甘甜的口感，一杯 500mL 的奶茶可能含有 50 ～ 60g 的糖，糖被称之为"甜蜜的毒药"，是肥胖、高血糖、胰岛素抵抗的罪魁祸首。世界卫生组织推荐，每人每天的糖摄入量不超过 50g，最好不超过 25g，喝一杯奶茶糖就超标了，对健康不利。从热量来说，1g 糖产生 4 kcal 的热量，一杯奶茶 50g 糖，产生 200 kcal 的热量，等于 200g 米饭产生的热量，对于减肥的雯雯来说，喝一杯奶茶相当于吃了 4 两米饭，加上她吃的蔬菜汉堡，怎么能够减肥成功？还有的劣质奶茶中用的是糖精，糖精是从石油中提取的，大量摄入对人体健康有害。

4. 经常看到有人喝珍珠奶茶，就是奶茶里飘着一些圆圆的颗粒，美其名曰珍珠。珍珠本来的成分应该是木薯粉，木薯粉是木薯根中提取的淀粉，类似于北方的土豆粉、红薯粉，木薯粉在加水煮熟后变成透明的，食用时有弹弹的感觉，奶茶酥滑，珍珠筋道，确实是不错的搭配，但是价格便宜的奶茶用的是含有塑化剂的高分子材料，如果长期食用可能会引起生殖系统的异常，影响生育，对健康不利。

至于说到奶茶中还存在的芳香剂、甜味剂、增稠剂、消泡剂、乳化剂、人工色素制剂这些添加剂，食用过多的话，对人体更是有害，尤其是儿童，添加剂太多更容易损害健康。所以，喝奶茶只能偶尔为之，不能作为每天的常规饮用品。对于雯雯这种中午不回家吃饭的人群，中午的饮品可以选用牛奶或者酸奶，想喝茶可以下午工作时冲泡，岂不是奶与茶兼得？

露从今夜白，月是故乡明

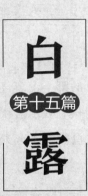

白露

第十五篇

明月皎夜光

佚名

明月皎夜光，促织鸣东壁。

玉衡指孟冬，众星何历历。

白露沾野草，时节忽复易。

秋蝉鸣树间，玄鸟逝安适？

昔我同门友，高举振六翮。

不念携手好，弃我如遗迹。

南箕北有斗，牵牛不负轭。

良无盘石固，虚名复何益！

白露无雨，百日无霜。白露身不露，着凉易泻肚。

白露是九月的第一个节气，也就是每年公历的 9 月 7 日前后，太阳到达黄经 165°的时候。表示孟秋时节结束和仲秋时节开始。

我国古代将白露的十五天分为三候：一候鸿雁来；二候玄鸟归；三候群鸟养羞。

《月令·七十二候集解》中记载："八月节……阴气渐重，露凝而白也。"俗语云："处暑十八盆，白露勿露身。"此时凉气袭来，要谨防秋凉伤身，秋冻宜止。

白露阴气渐重，女子性柔属阴，此时防寒养阴最为得当，阴精充足，才能滋养身体，才能娇柔百媚，都说女人是水做的，从中医学角度来说女子还真是性寒属阴，只有阴血濡润，才能皮肤红润，拥有冰雪肌肤，才能温柔得体，成为纤纤玉女，女人一枝花，早衰枯萎可不好，为了青春美丽，这些地方你得注意起来。

秋季应肺属金，最容易克肝，因为肝属木，金好比斧头能砍伐树木，秋季不但要保护好肺，还要注意养肝，此时熬夜加班最是伤肝，进而导致身体变差，皮肤粗糙，可生活所迫也在所难免，赶快来学几个好办法，挽救你于漆黑的夜。

女人做错这三件事，离美貌和健康会越来越远

爱美的女性，除了早晚在家捯饬自己，还会定期去各种美容会所进行五花八门的保养项目。也有的女性以健身作为自己的保养手段，跑步、游泳、瑜伽、广场舞等，不亦乐乎。

钱花了，累受了，有人年轻了，有人漂亮了，有的人却脸色蜡黄，身材臃肿，精神不振。

究其原因，女性在保养方面存在着很大的误区，保养得当，犹如天山童姥；保养不当却变成黄脸婆！女人做错这三件事，离美貌和健康会越来越远。

一、面膜达人的苦恼

丽丽，28岁，在软件公司工作。待遇好，但是工作繁重，经常加班，回到家经常晚上十点了。简单饭食后，就开始折腾自己的脸蛋。各种洗，各种按摩，然后开始贴面膜，一张保湿的、一张美白的。折腾完往往十二点了。长此以往，没有肤如凝脂，却肤色晦暗。她为此苦恼，心想，我花了这么多钱，天天精心呵护，买的也是名牌面膜，莫非面膜是假的？

中医告诉她：她工作忙忽略了身体健康。早饭可有可无，中午饭又暴饮暴食，作息不规律，工作压力又大，身体长期处于亚健康状态。中医理论认为，晚上十一点到一点是胆经主时，一点到三点是肝经主时。子时阳气初升，好比嫩芽出土。如果不及时休息，嫩芽就会受到损害。肝藏血解毒，如果一点了还不能入睡，肝经得不到休息，气血运化不好，又怎么可能脸色红润呢。

丽丽的经历就是典型的舍本逐末。健康是本，容貌是末。好比大树，根扎得深，营养充分，才会枝繁叶茂。忽视了身体健康，却一味地在自己脸蛋上下功夫，往往是缘木求鱼，没有效果。这种舍本逐末的现象，在年

轻女性朋友中间常见。要想枝繁叶茂，务必呵护好身体这棵大树。

二、锻炼身体也不对吗

某女，私营业主，35岁，事业蒸蒸日上，更加在意自己的形象。很晚回到家，收拾完毕，就开始一系列运动。举哑铃，做深蹲，然后在跑步机上跑步一个小时。坚持一段时间后脸色没有红润，精神没有抖擞，相反却萎靡不振，脸色蜡黄。

医生告诉她：是你锻炼有问题。锻炼本身没有错，错就错在时间上。中医讲究天人相应，在几百万年的进化过程中，人类都是日出而作，日落而息的，只是到了现代，人们才睡得越来越晚，半夜本该休息，却在出汗锻炼，完全是逆天而为，从中医的子午流注角度来说是伤了肝胆之气，现代研究认为：如果长期熬夜，会使身体的神经系统功能紊乱，引起体内主要的器官和系统失衡，发生内分泌失调，患上消化、呼吸等各种疾病的机会也增加许多。

中医学认为锻炼最佳时间是上午和下午，如果没时间的话，晚上也可以锻炼，但是不要超过晚上九点。锻炼一定要根据自己的年龄、体质以及季节、生活状态等情况，采取符合自己的锻炼方式。比如年龄大的人不做太过剧烈地运动，冬天应该等到太阳出来才去锻炼。

三、卵巢保养的神话

现在社会上很多美容机构，都推出了卵巢保养的项目，这些机构宣称，保养卵巢可以起到延缓衰老，美容养颜的目的，对女性朋友很有吸引力。究其实质，就是在肚子上涂以精油、按摩膏等介质，采用推拿按摩的方法按摩肚子，其实就解剖结构来说，女性卵巢藏在腹腔深处，普通按摩根本触及不到，又谈何保养？所谓卵巢保养不过是一次普通的腹部按摩而已，卵巢如果健康，就不需要保养，如果卵巢早衰，就应该去正规医院进行检查，对症治疗。岂是简单的腹部按摩所能保养的呢？

保持乐观心态，有规律起居饮食，合理运动，戒除烟酒、熬夜等不良习惯，才是保养卵巢，延缓衰老的良方。

卵巢早衰，青春与美貌要离你而去，
这三个恶习需要改

作为一个女人，不到40岁，月经却离你而去，情绪急躁，出汗多，阴道分泌物少，这是怎么了？对，你卵巢早衰了。

什么是卵巢早衰？

卵巢早衰是未满40岁的女性出现卵巢功能衰竭，继而出现闭经、不孕、更年期综合征，并伴有高促性腺激素、低雌激素状态的一组疾病。临床表现为烘热、汗出、乳腺及外阴萎缩、性欲下降等症状。20岁之前的女性发病率为万分之一，30岁之前是千分之一，40岁之前是百分之一，细数下来发病人群十分庞大。

卵巢早衰的危害有以下几点。

一、美貌不再

问题：谁不想漂亮？云想衣裳花想容，美貌是每个女性的追求，其中雌激素功不可没。雌激素可以主导女性第二性征地发育和维持，女性的第二性征包括隆起的乳房、挺翘的臀部、丰满的体态、光滑的皮肤等。卵巢早衰，雌激素水平降低时，女性可出现皮肤黏膜缺乏弹性、乳腺萎缩等症状，影响女性的美丽。

二、生二胎的概率变小

问题：你想生二胎、三胎吗？反正我知道有一个科室男女员工53个人，其中休产假和怀孕的员工有12位，接近四分之一。时下三胎政策放开，很多接近40岁的女性也想着赶上这班生育车，卵巢分泌雌激素，可以维持女性周期性的月经，正常排卵，卵巢早衰时，卵泡耗竭，不能正常排卵，容易产生不孕。

三、疾病发生率提高

问题：卵巢早衰，你容易变神经、变傻？摔跤更容易骨折？心脏更容易出问题？答案都是对！

卵巢早衰，雌激素、孕激素水平降低，影响自主神经功能，部分女性可出现潮热、出汗、情绪烦躁等更年期综合征表现，甚者可发展成抑郁症。骨质疏松、冠心病、老年性痴呆的发病率都会提高。

为什么会出现卵巢早衰？

1.遗传、疾病以及医源性因素。10%的卵巢早衰病人具有遗传家族史，所以如果你有家族史，更要注意养生保健，预防卵巢早衰。

50%～60%的卵巢早衰病人与自身免疫性疾病桥本甲状腺炎、红斑狼疮、类风湿性关节炎等相关。医源性因素包括：子宫切除术、输卵管结扎术、卵巢肿瘤切除术、输尿管手术等，均可能损伤卵巢的血液供应，导致卵巢早衰。化疗可导致卵巢间质功能损害，引起卵巢早衰；放疗可损害卵巢，导致暂时或永久性闭经。尽早治疗免疫性疾病，谨慎选择盆腔手术及放化疗，都可以预防卵巢早衰。

2.生活恶习。抽烟的女人容易卵巢早衰，因为在烟草燃烧过程中，可以释放多环芳香族烃，它能激活芳香族烃受体，而由芳香族烃受体驱动的Bax转录是导致卵巢功能衰竭的重要途径。有的年轻女孩认为抽烟时尚而染上恶习，为之后的卵巢早衰埋下伏笔。

过度染发不可取，曾经有过这样的桥段，某男女相亲，男生问女生，你经常烫发染发吗？女生答不，男生说你不时髦，拂袖而去。时髦不是病，但过度时髦会得病。染发剂中含有的4-乙烯环乙烯可损害卵巢组织，经常染发容易导致卵巢早衰。

心情不调整，卵巢要早衰，现代女性很多人工作紧张，业绩要求严格，精神压力很大。有的人面临房贷、职场风险等各种压力，心情长期处于紧张状态，有的人性格敏感脆弱，一点小事便暗自神伤，垂泪不已，这种焦虑、紧张、忧伤的负面情绪直接影响到下丘脑–垂体–卵巢轴，导致激素异常分泌，影响卵巢功能，引发早衰。所以，缓解压力，改善心情是预防卵巢早衰的不二法则。

戒除烟酒、改善心情、平衡饮食、锻炼身体、不熬夜、少染发，保护卵巢，希望每个女人都是美美的！

为了维持美貌温柔，
她服用这种药物，却得了中度脂肪肝

48 岁的张阿姨，最近出现乏力、腹胀的问题，去医院化验，肝功能异常，谷丙转氨酶偏高，彩超显示：中度脂肪肝。张阿姨很困惑，自己体重正常，饮食也清淡，经常锻炼，怎么会得了脂肪肝？经过医生地问询，问题出在她服用的药物上。张阿姨年轻时因为卵巢囊肿，右侧卵巢切除，左侧卵巢保留 1/5。手术后雌激素水平低，为了维持自己的美貌温柔，她服用雌激素，断断续续一吃就是十几年，期间也没有找医生调整处方。

看了这个病例，可能有人会问，雌激素真的能让人美貌温柔？雌激素水平下降该怎么办？

第一个问题：雌激素能让人美貌温柔？答案是肯定的。

从青春期开始，卵巢就开始分泌雌激素，促进女子生长发育。女性开始出现第二性征，比如乳房膨隆，声音尖细，身材纤弱，生殖系统如子宫、卵巢等逐渐发育成熟，月经来潮，具备生育能力。从一个乳臭未干的黄毛丫头，逐步成长为亭亭玉立的大姑娘，再到凹凸有致的成熟女性。

雌激素可以维护皮肤和皮下组织正常的结构和功能，使你的皮肤保持水分，所以你的皮肤看起来才会柔嫩无比，雌激素还可以指挥脂肪在你的身体里有选择性地分布，就像一个巧手，让脂肪停留在乳腺、臀部、大腿等部位，让你看起来美丽动人。

雌激素不仅保持着它的"性别"优势，而且和你的健康息息相关。西医学证明，在女性身体里，有很多都是雌激素的靶器官，比如卵巢、子宫、乳腺、肾脏、血管等，对这些靶器官，雌激素都起着关键而良好的作用，比如血管是雌激素的靶器官，雌激素具有抗动脉粥样硬化及保护血管的作用，能预防冠心病、心肌梗死、脑梗死、脑出血等疾病，并延缓人的衰老。

俗话所说"好花不常开，好景不常在"，雌激素也是这样。一般女性过了35岁，卵巢功能逐步退化，雌激素分泌就会慢慢减少。而到了45岁以后，因为雌激素的降低，女性会出现各种各样的情况。

1. 形体变化。往日苗条有致的身体出现了臃肿，脂肪堆积在腹部，乳房扁平下垂，丰乳细腰变成梨形身材，体重增加。皮肤干燥，没有光彩，甚至出现色斑等，有的人出现脱发的问题。

2. 心理问题。多虑、忧郁、情绪易激动、没来由地发火。

3. 疾病问题。因为骨质疏松导致骨痛、易骨折、身高变矮。容易出现失眠、潮热、出汗、心脑血管疾病、各种妇科疾病等。

第二个问题：雌激素水平下降怎么办？

应该保持良好的情绪，生活节奏紧张，工作压力过大，心情抑郁等因素都会引起内分泌紊乱，使得激素分泌异常，女性要注意释放压力，调整心情。每天进行合理地体育运动，既可以瘦身减肥，而且锻炼出汗也可以愉悦心情，比如瑜伽、太极拳、快走、骑车，爬山等。

多吃豆制品，豆腐、豆浆一类的食物富含大豆异黄酮，大豆异黄酮与雌激素有相似结构，被称为植物雌激素。科研发现，多数水果、蔬菜、谷物都含有微量的植物雌激素。所以保证自己的饮食多样化，食用新鲜的蔬菜水果也能补充植物雌激素。

对于像张阿姨这样雌激素缺乏的病人，可以口服雌激素，称之为雌激素替代疗法，要把握的原则是：没有禁忌证，在治疗有效的前提下，使用最低剂量，因为长期应用雌激素容易出现高血压、水肿、痴呆、脂肪肝等疾病，而且大大增加乳腺癌及子宫内膜癌的发病率，所以病人切不可自作主张补充，应该去正规医院，在专科医生指导下服用，并且定期复查。

停不下的熬夜，该怎么办

熬夜对身体健康的影响：从中医的角度来讲，熬夜耗伤肝血肾阴，不利于身体健康。但是很多需要值班的工作必须熬夜，我们今天要说的是如何正确养生，减轻熬夜对身体的伤害。

一、吃

熬夜的人群吃什么？简单来说，就是富含蛋白质、维生素的食物，如果从中医学角度来说呢，熬夜容易伤阴生虚火，所以，应该多吃滋阴润燥的食物。

需要熬夜时，晚餐应该吃富含 B 族维生素和蛋白质的食物，比如动物的肝脏、瘦肉、牛奶、鱼类、豆制品、绿色蔬菜、水果等。如果要吃夜宵，推荐全麦面包、各种粥类。少吃高糖高盐的甜食、饼干、西式快餐等食物。推荐以下食物。

1. 杂豆浆。可以用黄豆、绿豆、赤小豆、花生等泡 4 ~ 6 小时后，打出杂豆豆浆。豆浆富含蛋白质，可以清热滋阴、养胃润肠，适合熬夜的人群服用。打豆浆剩下的豆腐渣可以加入等量的白面、少许食盐和五香粉，做成豆腐渣饼，豆腐渣具有通便、降脂、降糖、减肥的作用。

2. 百合燕麦粥。百合性味甘寒，可以养心润肺、清热生津，适合熬夜虚火旺的人，燕麦性味甘平，能补养心脾，有降血脂、降血糖的作用，而且燕麦富含膳食纤维，可以促进胃肠蠕动，防止便秘发生。

二、喝

可能有的人会纠结，熬夜的时候，茶与咖啡，哪个更合适？我今天就明确告诉您，喝茶更适合。喝咖啡容易导致钙质流失，还有 B 族维生素的损失，而身体缺乏 B 族维生素的话，更会觉得疲乏困倦、头昏脑涨。

所以我们推荐适合熬夜的饮品是以下两种。

第十五篇

白露

151

1. 绿茶。喝绿茶能提神醒脑、清热解毒，而且茶叶中还有抗辐射的成分，对于盯着电脑熬夜的上班族大有裨益。

2. 枸杞菊花茶。有一句话叫"枸杞与菊花，天生是一家"。枸杞滋补肝肾、益精明目，菊花能养肝阴、平肝阳、清肝火，熬夜容易伤阴上火，枸杞滋补肝肾阴血，菊花可以清热养阴，对于熬夜的人真是适合。

可能的话，熬夜的人可以喝点蔬菜汁或者水果汁，既能养阴，又能润肠通便，防止因为熬夜上火引起的便秘。

三、护肤

好多需要熬夜的人会抱怨熬夜后皮肤干燥、粗糙、晦暗无光、弹性差。因为熬夜时，皮肤会出现水分和养分的过度流失，所以晚餐时要补充含维生素和胶原蛋白的食物，利于皮肤恢复弹性和光泽，晚餐不吃辛辣食物、戒烟酒。

需要提醒的是，熬夜过后不能倒头就睡，应该先清洁皮肤，涂上保湿霜再睡，否则不利于皮肤地恢复，眼部也容易出现细纹。如果熬夜后眼睛周围浮肿，有黑眼圈，可以用湿的茶叶包敷眼周，用来消除眼部浮肿，淡化黑眼圈。

四、运动

夜班时，可以忙里偷闲做几个简单的动作，舒展筋骨、条畅气血。推荐以下动作。

1. 背后手扣手，拉伸锻炼、放松颈部、肩部、背部肌肉，缓解颈肩背部的僵硬疼痛。适合电脑一族。每次扣手后坚持 20 秒，两边各做 5 次。

2. 金鸡独立，锻炼平衡能力，并有引气血下行，疏通经络的作用。主要疏通了足厥阴肝经、足少阴肾经、足太阴脾经，还有足阳明胃经、足少阳胆经、足太阳膀胱经。直立，放松膝盖和脚踝，全身力量放在左脚上，抬起右脚，足心放在左膝盖内侧，双手合十于胸前。先睁眼做，保持 10 秒钟，然后换另外一只脚，循序渐进，直至 1 分钟，习惯睁眼做后，慢慢训练闭眼做。做完后拍打放松膝盖。

　　3.深蹲，能强健心肺功能，锻炼下肢肌肉，塑身、减脂、翘臀。深蹲注意事项：下蹲时深吸气，缓慢屈双膝，下蹲到大腿平行于地面，膝关节不要超过脚尖，让背部保持笔直，或微微前倾。

燕将明日去，秋向此时分

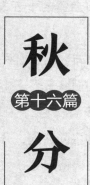

秋分

第十六篇

道中秋分

【清】黄景仁

万态深秋去不穷，容程常背伯劳东。

残星水冷鱼龙夜，独雁天高阊阖风。

瘦马羸童行得得，高原古木听空空。

欲知道路看人意，五度清霜压断蓬。

秋分冷雨来春早。秋分雨多雷电闪，今冬雪雨不会多。

秋分是在每年公历的 9 月 22 日至 24 日，太阳到达黄经 180°的时候。

我国古代将白露的十五天分为三候：一候雷始收声；二候蛰虫坯户；三候水始涸。

在《春秋繁露·阴阳出入上下篇》中有这样的说法："秋分者，阴阳相半也，故昼夜均而寒暑平。"《素问·四气调神大论》中记载："逆秋气则太阴不收，肺气焦满。"又一天地阴阳平衡期，如何得之平衡法，太阴脾主升清气，太阴肺主降浊气，升升降降无穷尽，降降升升法不离，阴平阳秘精神治，阴阳离诀精气绝。

自古逢秋悲寂寥，借酒浇愁愁更愁，有人说秋天饮酒容易醉，这可不是胡说，关于喝酒，你可得注意起来。

秋分时节阴阳平衡，身体不平怎么办，是时候检查检查了，要不然到了冬天补都补的不放心，心梗死、脑梗死、肺栓塞，就问问你怕不怕。

秋天多吃梨，吃梨做的秋梨膏更是合适，听说还能减肥。真的是这样吗，秋天为什么要吃梨，吃梨又该怎么吃，为什么有些人吃梨拉肚子，秋梨膏真的能减肥吗？原来你连梨都吃不明白。

头天晚上喝了酒，第二天输液，惨剧因此发生

这是一个真实的案例：患者，男，60 岁，晚上饮酒 500mL，第二天，

因感冒、发热去当地诊所治疗，使用头孢哌酮钠 3g，静脉点滴，10 分钟后患者出现高热、面色潮红、头晕、头痛、视物模糊、心悸、血压下降、烦躁不安、呼吸困难……经抢救无效死亡。医生诊断为因为前一天喝酒，第 2 天输液使用头孢类药物，发生双硫仑反应引起的死亡。

一、为什么喝酒后不能应用头孢类药物

酒的主要成分是乙醇和水。乙醇在人体经过酶的作用会降解为乙醛，乙醛再进一步降解为二氧化碳和水。

乙醛在降解过程中，乙醛脱氢酶起到关键作用。而头孢类药物会抑制这种酶，进而影响到乙醛地降解。导致体内乙醛聚集，含量过高。人体内乙醛积蓄，可能出现皮肤潮红、头晕、头痛、腹痛、心悸、血压下降、呼吸困难、休克等严重症状，甚至引起死亡，上述反应称之为双硫仑反应。

上述案例中，医生对双硫仑反应缺乏足够的警惕。在使用头孢类药物之前，没有详细询问患者饮食情况，造成了不可挽回的后果。

二、喝酒后多久才能使用头孢类药物

酒精在人体内代谢时间大约是 12 ～ 36 小时。身体素质及年龄情况等，都会影响到代谢时间。

对于一个患者来说，医生很难准确掌握他本身酒精代谢的时间，这就要求尽可能把这个时间预估延长，在使用有可能和酒精发生反应药物的时候，更加谨慎小心，做到万无一失。一般来说，一周内有过大量饮酒的情况，就尽可能避免使用头孢类药物。

三、不饮酒应用头孢类药物，就能避免双硫仑反应吗

错！很多食品、药品中本身就含有酒精。比如酒心巧克力、藿香正气水等。因为这些食品、药品中酒精含量相对比较低，容易被大家忽视。主观上认为不是饮酒，放松了对酒精和头孢类药物发生反应的警惕性。也有报道因为发热用酒精擦浴，酒精从皮肤吸收与头孢类药物发生反应的。

某患者，女，25岁，因感冒咳嗽加重，静滴头孢哌酮钠3天，好转后停药。2天后感觉恶心，有中暑症状，自行服用藿香正气水半支，随后感觉呼吸道灼热、唇麻、心悸、胸闷、憋气、四肢无力，伴头晕、面色潮红、视物模糊，但意识清楚。遂来医院进行抢救，给予吸氧，地塞米松10mg加入葡萄糖液中静滴等，治疗后好转。

每支藿香正气水大约10mL，其中40%～50%是酒精。本例患者在停药3天后，应用含有酒精的藿香正气水发生反应，是因为乙醛脱氢酶被抑制后，需要4～5天才能恢复活性，所以为了安全起见，应用头孢类药物，最好停药10天后，才可以饮酒或者食用含有酒精的食品或药品。

对于患者来说，了解这些知识，就能主动地向医生提供自己的饮食情况及身体状态，为医生用药提供准确的依据。对于医生来说，在使用头孢类药物的时候，必须了解患者最近几日饮食情况，在用药后，应该特别提醒患者注意事项。这样才能保证用药安全，避免出现不必要的事故。

男子小腿疼痛，
彩超显示静脉血栓，却是肺癌患者

49岁的老张，因为"左下肢静脉曲张病史20年，左下肢内侧条索状物疼痛10天"到医院就诊，老张告诉医生自己左腿的静脉曲张20年了，腿上血管像蚯蚓一样蜿蜒突起，虽然影响美观，但是不疼不痒，自己就没管它，10天前左侧小腿静脉曲张处出现疼痛，老张在家泡脚、热敷没效果，左小腿静脉曲张的地方还是疼，所以来医院求诊，医生查体可见左下肢轻度水肿，内侧静脉曲张，发红，按之疼痛。

医生让老张去做一个左下肢静脉的彩超，彩超显示：左侧股总静脉、左侧股浅静脉入口处、左侧大隐静脉入口处、左侧腘静脉反流，考虑瓣膜功能不全，左小腿内侧浅静脉曲张伴大部栓塞。医生建议老张去血管科住院治疗，住院后常规体检显示左上肺占位性病变，经过胸部核磁共振、肺部穿刺活检等进一步检查，确诊老张罹患肺癌。陪侍的家人听到这个消息，都觉得是晴天霹雳，本来是腿上的静脉有了血栓，怎么就成了肺癌？

一、静脉血栓可能是肺癌的信号

血管科的医生告诉家属，静脉血栓是肺癌常见的一种并发症。早在100多年前的1865年，有医生在一位肿瘤患者体内发现了静脉血栓，提出了肿瘤与血栓之间的相关性，肿瘤患者有容易发生血液凝固的倾向，随着时间的推移，临床案例的大量积累，现在对于恶性肿瘤患者血液高凝状态容易发生血栓已经达成共识。

静脉血栓可能作为恶性肿瘤的首发症状出现，就是患者没有任何异常的症状，只是出现了静脉血栓，血栓成了恶性肿瘤的一个示警信号，临床显示很多患者在发现血栓的数月，或者数年后被检出有肿瘤。本案例中的老张就是这样，精神不错，吃饭睡觉都正常，没有身体虚弱、乏力消瘦、胸闷气紧、咳嗽、咳痰等问题，就是小腿部疼痛，本来以为是静脉曲张血栓，结果查出了肺癌。

二、为什么肺癌会产生血栓？血栓可能在哪里

肺癌是发病率最高的恶性肿瘤，是男性发病率和死亡率最高的疾病，女性则是乳腺癌第一，肺癌第二。肺癌病人可能表现为咳嗽、气紧、咳痰、痰中带血、低热、胸痛等，肺癌会通过多种机制破坏人体的凝血系统，使得人体处于高凝的状态，就是易于栓塞的状态，产生血栓。肺癌时并发血栓的概率是4%～20%，血栓也增加了肺癌病人的死亡率。血栓可能产生在下肢，也可能在上肢，也可能在肺形成肺栓塞，临床曾经有病人第一次出现下肢静脉栓塞，下肢疼痛水肿，10天后出现肺栓塞、胸痛、呼吸困难、咯血，1个月后出现上肢静脉血栓，上肢疼痛肿胀，最后诊断为肺癌。所以如果遇到反复血栓的病人，也要考虑是否有恶性肿瘤的存在，进行相关检查以排除。

在临床上，70%～80%的肺癌患者在就诊时就已经到了中晚期，错过了最佳的治疗时机，所以早诊断、早治疗是关键，本案例中的老张就是因

第十六篇

秋分

159

为下肢静脉血栓住院，发现了肺癌，所以作为病人，有病要尽早到医院诊断治疗；作为医生，诊断疾病时要全面细致，避免漏诊。

昔日武术硬汉，今日却成肺癌晚期患者

上周还是武术教师，这周却成了一名肺癌晚期脑转移病人。老李65岁，年轻时学过武术，多年坚持练拳健身，一向身体健康，吃得好，睡得香。平时除了忙自己的个体生意，还开办了一个武术班，教授孩子们拳术，20多个孩子学的不亦乐乎。就是这样一个硬汉，谁曾想到他会生病，而且生的还是大病。

春节刚过，老李就感冒了，这次不比往常，多喝水、多休息没能抗过去。明显感到浑身无力，说不出来的难受，吃了几天药才好，也没在意，谁知没过一个星期，老李又感冒了，这次又是浑身酸软无力，又得吃药治疗，才能好转。如此反复三次，老李感觉不对劲，心里隐隐担忧，怕是有别的毛病，而且以前感冒从来不会咳嗽，这次感冒带着咳嗽，咳出的白痰有时还带着血丝。

老李自认为平时身体强壮，应该没有大碍，又怕花钱，心想也可能是天气干燥的原因，所以不愿就医。孩子们看到这种情况，坚持把老李送医院进行检查。

不幸的是，检查结果令人大吃一惊，胸片显示肺部有占位性病变，也就是肺癌。因为老李还有头痛、头晕的症状，所以进一步做了头颅CT，结果发现肺癌在脑部有5个转移病灶，其中2个都很大了。老李最后被确诊为IV期肺癌，肺癌晚期脑转移。这回明白了，原来感冒反复发作正是癌症患者抵抗力下降的缘故。

儿女们听到这个消息痛不欲生，一片慌乱，没想到身体一向硬朗的父亲上周还在教授武术，这周却成了肺癌晚期脑转移患者。

儿女们的心情矛盾万分，一方面想尽最大努力挽救老人的生命，遵从医生治疗方案，先做气管镜，活检取出组织，搞清楚是哪一类型的肺癌，

有针对性的治疗，最好的可能是存活 2 ～ 3 年，最差的可能是半年左右。另一方面，又怕老人知道实情后，精神支柱垮塌，更不利于治疗。

老李的经历，让我感慨良多。因为我问过他的家人，老李从来都没有做过体检，因为自认为身体健康，一年偶尔有一两次感冒发热，或者腹泻的小毛病都是自己去药店买药服用，医院的大门基本没进去过。

很多人没有体检意识，都是不得已才去医院就诊。尤其是广大的个体从业者和农民朋友，没有单位组织体检，又怕麻烦，怕花钱，往往小病酿成了大病，后悔都来不及。如果每年都做例行体检。也许能及时发现疾病苗头，给予干预治疗，防止疾病加重。

我曾经接诊过一个 58 岁的脑梗死患者，言语不利，右半身肢体偏瘫，入院后查血糖 28mmol/L，再追问家人病史，患者出现口渴特别能喝水的症状已经 5 年，一直没当回事。我和家属说：这次的脑梗死就是糖尿病多年没有被查出，没有及时干预，糖尿病的脑损害导致的脑梗死。家人听了也是后悔不迭，也许早些来医院做个体检就能发现糖尿病，尽早治疗也不至于脑梗死瘫痪在床，要人喂饭，端屎端尿。

有一天，我的门诊来了一个 42 岁男性患者，自述身体向来健康，就是最近两月总是疲乏无力，所以来看病，他也是从来不体检，我建议他抽血化验一下，他说："不用了，开点药吃吃就好。"结果化验结果显示血糖高、尿酸高、血脂高，需要更多地治疗。

我经常和病人说，体检就像你去保养汽车一样，要更换机油，检查刹车、滤芯等零部件，有问题及时修理，不能等到轮子掉了，方向盘转不动才去。人也是这样，每年定期地体检能让你发现身体的异常，及时处理，防止疾病发生或者加重。

可能有人会问，多久体检一次合适呢？常规体检对于年轻人来说一年一次即可，对于 60 岁以上的老人，一年至少体检一到两次。

常规化验体检包括哪些项目？一般来说包括测血压、心肺听诊、胸部透视、心电图、腹部彩超、血尿便三大常规、血糖、血脂、肝肾功能等，女性还要加上妇科彩超和宫颈涂片，大概的费用是 500 ～ 800 元，也就是您买一件衣服或者去一次大饭店的价格。

定期体检，防患于未然，无病养生，有病早治，莫让悲剧再重演。

网上流传秋梨膏可以减肥，
这是真的吗？梨又名快果，能快速减肥吗

某日门诊，一位23岁的女患者问我："网上说的，每天喝秋梨膏能减肥，这是真的吗？"我说："网上信息繁杂，说法有真有假，众所周知，秋梨膏就是把梨榨汁，梨汁经小火煎煮浓缩，然后加入蜂蜜而成。秋梨膏能否减肥，得从秋梨膏的主要成分梨与蜂蜜来考证。"

一、秋梨膏中之梨能否减肥

本草书籍中最早记载梨的作用，是魏晋时期《名医别录》，书中把梨列为下品："梨，味苦，寒，多食令人寒中。"也就是说梨的性质是寒凉的，多吃会使人的脾胃寒凉，拉肚子。该书作者陶弘景先生备注说："梨种复殊多，并皆冷利，俗人以为快果，不入药用。"意思是说梨性冷，让人拉肚子，快果是快速让人腹泻之意。元代医家朱丹溪更加直白地说："梨者，利也。其性下行流利也。"利在中医学里是腹泻之意。

李时珍在《本草纲目》中对梨的作用做了总结："散风热，润肺凉心，消痰降火，解毒。梨之有益，盖不为少，但不宜过食尔。"综合古人对梨的认识，梨性凉，可以滋润心肺、清热痰、解酒毒。适合于皮肤干燥、咽干口燥、大便干结、喜食寒凉食物的热性体质病人使用，中医学认为酒是湿热邪气，所以梨可以解酒毒。假如醉酒，喝梨汁有用。如果素来脾胃寒凉，不能吃生冷食物，吃梨以后可能会发生腹痛、腹泻的问题。

梨能让人腹泻？个别女性可能心中窃喜，拉肚子不是能减肥吗？如果是不怕冷，热性体质的人，梨可能会让大便通畅，但是其他水果也有这样的作用，而且梨含有10%～20%的糖分，吃多了不利于减肥；如果是怕冷，体质偏寒的人，吃了梨会让虚寒的脾胃雪上加霜，脾胃功能变差，不

能正常消化吸收，减肥恐怕只是梦想。

二、秋梨膏中之蜂蜜能否减肥

蜂蜜的应用历史比梨还要长，最早记载出自《神农本草经》，列为上品，书中如是说："味甘平，安五脏诸不足，益气补中。"说明当时是把蜂蜜当成补药来用的。这和梨最初记载"令人寒中，不入药用"可是大相径庭。

李时珍在《本草纲目》中记载蜂蜜有 5 个功效：清热邪、补脾胃、解药毒、润肺燥、止疼痛。但同时也提到"蜂蜜多食亦生湿热虫䘌（nì，意为小虫）"。元代医家朱丹溪则说："蜜喜入脾，西北高燥，故人食之有益，东南卑湿，多食则害生于脾也。"中医学认为"甘生湿"，过食甘甜的蜂蜜会使脾脏为痰湿所困，影响脾的运化功能，使得体内水液代谢发生异常，形成湿邪。而"千寒易去，一湿难除"，现代人的肥胖，中医学认为就是体内有了多余的痰湿，岂能一边谈祛湿减肥，一边又多喝甘甜生湿的蜂蜜？

综上所述，秋冬时节，因为天气寒冷干燥，体质偏热的可以用点秋梨膏，清热降火、滋润肺胃、润肠通便，而对于体质偏寒之人，秋梨膏却要少吃，以防寒凉伤胃，引起腹泻。

谈到减肥，"管住嘴，迈开腿"永远是不二法门，秋梨膏至多能通便，至于减肥，是真的不靠谱。

萧疏桐叶上，月白露初团

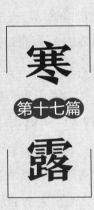

寒露

第十七篇

秋兴（其一）

【唐】杜甫

玉露凋伤枫树林，巫山巫峡气萧森。

江间波浪兼天涌，塞上风云接地阴。

丛菊两开他日泪，孤舟一系故园心。

寒衣处处催刀尺，白帝城高急暮砧。

过了寒露节，黄土硬似铁。棉怕八月连阴雨，稻怕寒露一朝霜。

寒露是秋季的第五个节气，也就是每年公历的 10 月 8 日或 9 日，太阳到达黄经 195°的时候。

我国古代将寒露的十五天分为三候：一候鸿雁来宾；二候雀入大水为蛤；三候菊有黄华。

《月令·七十二候集解》中记载："九月节，露气寒冷，将凝结也。"《通纬·孝经援神契》中记载："秋分后十五日，斗指辛，为寒露。言露冷寒而将欲凝结也。"金秋之时，燥气当令，阴长寒出，燥性偏寒，秋之燥，宜食麻以润燥。这对于老百姓乃至中医大夫都是一个容易出现的误区，养生上值得注意，临床辨证也常常需要明辨。

"寒露寒露遍地冷露"，寒露常携寒气而来，以麻辣火锅之辛温之好像确实不错，但小心火锅中含有这种东西，让你吃了上瘾停不下来！

秋冬养阴多喝热水，谨防秋燥，可一喝水就要上厕所，这可是大问题，得治，你有吗？

寒露常携重阳，重阳常不离思亲，一种野菜既蕴含思亲之情，又能除烦解郁，镇静安神，实在是思亲之时的好解药，你小时候可能还吃过，快来看看是啥吧。

南方的寒露气爽风凉，枫叶飒飒，想去南方自驾游却因晕车放弃了，一味常见食物帮你解决烦恼，带你登高赏菊花，江边垂钓。

一株罂粟地自述：前世的宠爱，今生的骂名

2017年3月24日重庆晚报网报道：近日，重庆市九龙坡区人民法院公布一起刑事判决书，被告邹某、余某制作火锅底料时，添加罂粟壳粉，用该火锅底料熬制汤料，并将该底料向顾客出售，犯有生产、销售有毒、有害食品罪，分别判处有期徒刑1年6个月，缓刑1年6个月，并处罚金2万元。近年来，在火锅底料、卤肉制品、烧烤调料粉、面皮调料中添加罂粟壳粉，让顾客上瘾，吸引回头客的消息屡见报端，今天我们就来探析一下，罂粟到底是一种什么样的植物，真的如传说中那样可怕？

我是一株罂粟，考古学家证实：新石器时代的欧洲国家瑞士就发现了罂粟籽的身影。而我进入中国是在唐代。

唐代时，我是赛牡丹。

因为我的果实"宛然如酒罂（大腹小口的瓦器），中有白米极细如粟"所以称为罂粟，我有很多别名：米囊花、御米花等。唐代诗人雍陶在《西归斜谷》中写道："行过险栈出褒斜，历尽平川似到家。万里愁容今日散，马前初见米囊花。"米囊花就是我，诗人远途跋涉，看到熟识的娇艳美丽的我，自然是喜从中来。唐代的人们并未发现我的药用价值，因为我的花朵绚烂华美，香气浓郁，极具观赏价值，人们把我种植在庭院中，在美丽的花丛中饮酒赋诗，流连忘返，痴迷于我得妩媚妖艳，我获得了美誉"赛牡丹"，可见人们对我的喜爱之情。

宋金元时期，我上了餐桌，进了药柜。

到了宋代，除了观赏价值，我的药用和食用价值也被开发出来。唐宋八大家之一的苏辙闲居颍川，曾经学习种植罂粟，留下《种罂粟》一首，诗中介绍了我的苗可以当成蔬菜食用，我的籽可以熬粥，当时认为我的种子有补益功效，不次于当时流行服食的丹药。如果服食五石散（紫石英、白石英、赤石脂、石钟乳、石硫黄五种矿石组成，古人认为可以壮阳补虚）之类药物中毒，可以用我解毒。宋代官修药典《开宝本草》这样记述

我的功效："甘，平，无毒，主治丹石发动，不下饮食。"

明代时，我是济世良药。

明代时，人们更多地发掘了我的药用价值，明代官修药典《本草品汇精要》记载："罂粟壳性涩，固有涩肠敛肺之功。"对于久咳虚喘之人，我能抑制人体咳嗽中枢，止咳的效果很好，而长期腹泻的病人，我能缓解胃肠痉挛，提高胃肠道张力而能止泻。胃痛、腹痛、筋骨疼痛的病人，喝了我的水煎液都能迅速止痛。《本草纲目》记载了阿芙蓉（就是鸦片）的制作："罂粟结青苞时，午后以大针刺其外面青皮，勿损里面硬皮，或三五处，次晨津出，以竹刀刮，收入瓷器，阴干用之。"主治久泻、遗精的病证，对于危害只字未提。

清代时，我成了恶之花。

拜鸦片战争所赐，我的恶名远播，成了过街老鼠，冤枉啊，凡事皆有两面性，如水能载舟，亦能覆舟；菜刀能做饭，亦能杀人，我不过一介弱罂粟，使用权全在人，我何罪之有？

二十一世纪，我是双刃剑。

我就是一把双刃剑，在医生手里，我是治病良药，可以止咳、止泻、止痛、镇静麻醉，具有独特的药用价值；在坏人手里，你也会看到我的狰狞面目。我是千变娇娃，但是作恶并非我的本意。

现代研究发现，我的壳里含有吗啡、那可丁、罂粟碱、蒂巴因、可待因等多种生物碱，长期食用会让人上瘾，所以不法分子把罂粟壳磨碎放在火锅底料或者调味料里，但是长期食用的后果就是会引起精神失常，出现幻觉，严重时甚至会导致呼吸抑制而死亡。所幸有关部门已经开发多种方法来测定食物中罂粟壳生物碱的含量，相信法网恢恢，疏而不漏。

公司女高管离不开厕所，她的难言之隐你有吗

在我门诊就医的司徒女士，42岁，身体窈窕，皮肤白皙，还是公司的业务骨干，事业上风生水起，领导很重视她，让她去外地出差开会，给

新员工业务培训，她却只能以各种理由婉言推拒，领导难免心里不悦。司徒女士也很委屈，不是不愿完成任务，是因为近半年来，她有一个难言之隐：尿裤子。在打喷嚏、咳嗽、运动时，尿液会不自觉漏出，总得用卫生巾之类垫着，所以她不愿意出差或者参加集体活动，因为出差时清洁不方便，而参加讲课培训这种集体活动时，失禁会让自己觉得很尴尬。

司徒女士的问题在医学上称之为压力性尿失禁，就是在打喷嚏、咳嗽、大笑、用力、活动等腹压增高的情况下，尿液漏出，停止加压时尿流终止，流行病学揭示：随着年龄增大，雌激素水平下降，妊娠和阴道分娩、便秘等腹压增大的慢性疾病，都会导致患者的膀胱逼尿肌（能锁住尿液在膀胱）松弛，所以这种疾病多发生在产妇及中老年妇女的身上，虽然不是要命的重病，但是却影响了患者的生活和社交活动，大部分的患者因为害怕漏尿，减少社交活动、体育锻炼及性生活，抑郁的发病率也明显上升，所以有人把它称之为"中年妇女的社交癌症"。司徒女士目前就是惧怕社交的状态。有人建议她去做手术，可她又惧怕手术有风险。

针对司徒女士的问题，我首先要求她做到放松心情，饮食均衡有营养，多吃蔬菜水果，保持大便通畅，每天进行散步、瑜伽等和缓的体育锻炼，然后就是配合治疗。治疗采用了盆底功能训练，结合内服中药。

1. 盆底功能训练，刚开始的几次，由医生指导进行，患者取平卧位，双腿屈曲，自然分开，深吸气，同时收缩肛门和会阴部，产生盆底上升的感觉，持续 5 秒钟后缓慢呼气，放松局部，吸气、呼气 1 次为 1 组，呼气后放松 5 秒钟，进行下 1 组练习，每次练习 20 分钟，每天 3 次。等患者熟练掌握训练要点后，进行坐位和站位时练习，坐位和站位训练时不受场地限制，可以随时在办公室或者任何场所进行，1 个月为 1 个训练周期。这样持之以恒训练可以加强盆底肌肉力量和控尿能力。

2. 中医学认为尿失禁这种疾病和以下脏腑相关：脾与肾。脾主升清，一方面是指脾能将肠胃吸收的营养物质上输到心肺、头目，散布到全身，另一方面是指脾气的升举作用，能使内脏维持在恒定位置，而且不会出现小便失禁；肾主水，肾脏在调节体内水液平衡方面起着极为重要的作用。

体内水液地分布与排泄，主要靠肾气"开"与"合"，肾气虚，开合不利，就会出现遗尿的情况，我们在日常生活中也有类似的经验，新生儿肾气未充，不能控制大小便，逐渐长大，则能控制便意，年高老人肾气渐亏，则容易出现遗尿的问题。司徒女士就是脾肾两虚的状态，头晕乏力、腰背酸困，所以我选用了补肾缩尿的缩泉丸与补气的补中益气汤加减。

经过半个月盆底功能训练及汤剂内服，司徒女士的尿失禁病情已经得到了很好地控制，我要求她继续训练，同时把中药改成丸药，方便服用，2个月后，司徒女士的疾病痊愈，可以接受领导安排的任务，出差、开会、培训都不怕了。

中国的"母亲花"，能治疗抑郁，但新鲜的有毒

日前，在门诊接诊了一名中年女患者，因为工作压力大，婆媳关系又不大和睦，不幸患上了抑郁症，精神萎靡、脸色蜡黄、弱不禁风。

去医院就诊时，我给她开了中药，并嘱咐她配合西药，多食黄花菜，再加上精神疏导，三管齐下，以减轻西药的不良反应。经过一段时间治疗后，抑郁症状大为缓解。她自述现在经常食用黄花菜，并笑言，何以解忧，唯有黄花。

为什么要建议抑郁症患者多吃黄花菜呢？黄花菜即萱草，又名金针、忘忧草、疗愁等。作为一种常见蔬菜，黄花菜不仅营养丰富，而且有除烦镇静的作用。古人在游子出门之前，在母亲居住的北堂，种上成片的萱草，以减轻母亲思念游子的忧愁。

同时，人在抑郁或者情绪不佳的时候，肝脏往往会受到损伤。而黄花菜具有抗氧化和护肝、保肝的作用。西医学证明，从萱草根中提取的类胡萝卜素、甾体皂苷、黄酮类等具有生物活性的物质，可以起到镇静、改善睡眠、缓解肝脏损伤、保护肝脏细胞的作用。

黄花菜是一种低脂、高蛋白、高膳食纤维的食物，富含各种无机物和维生素，而且有很重要的药用价值。食用时主要选取萱草的嫩叶和花，黄

花菜就是萱草的花蕾晒干来作为蔬菜的。老幼皆宜，经常食用黄花菜，可以起到降脂、抗氧化、抗肿瘤、镇静、安眠等作用。

萱草性甘、凉，清热利尿，凉血止血。相传李时珍行医来到大同县，见当地村民多患浮肿，于是上山采药，见到满山的黄花，仔细辨认，是萱草。便以萱草根煎药给村民服用，七天后村民的浮肿消失，身体恢复了健康。这正是萱草的清热利尿功能起了作用。

不过，需要提醒大家的是，新鲜的黄花菜含有一种叫作"秋水仙碱"的物质，经过胃肠道吸收，在体内会氧化为"二秋水仙碱"，具有较大毒性。新鲜的黄花菜，食用前用开水焯过，就可以完全消除毒性，市售的干黄花菜可以放心食用，因为经过处理已经没有毒性。至于它的根部入药，萱草的根具有毒性，毒性大小因为产地不同而有很大差异。药用必须听从正规医师的，绝对不能自作主张乱用。

西方的母亲花是康乃馨，而我们中国也有自己的母亲花，那就是萱草。唐代诗人聂夷中《游子行》云："萱草生堂阶，游子行天涯，慈亲倚门望，不见萱草花。"因此，萱草因为母爱在中国被尊称为"母亲花"。

妊娠呕吐、晕车呕吐怎么办？
你家厨房有一种管用的中药

许多孕妇期待着家庭新成员的到来，欣喜的同时，孕吐给孕妇带来了许多不便。患者丽丽，女，25 岁，怀孕 3 个月，体重却减少了 2kg，别的妈妈怀孕都是增重，丽丽反而体重减轻，为啥？因为丽丽妊娠呕吐比较剧烈，她说自己怀孕后吃什么吐什么，每次吃完饭后还没等消化就吐得干干净净，甚至最后连黄绿色的胆汁都吐出来了。

由于剧烈地妊娠呕吐，丽丽的身体虚弱无力，只好请假在家休息。她本来想着早孕反应过一段时间就能好转，可是怀孕 3 个月了，呕吐依然如故，体重反而减轻。这下她和老公着急了，自己瘦了没关系，孩子可是需要营养的时候，于是丽丽来医院就诊。她找到我时很是担心呕吐会对胎儿发育造成影响，但是又害怕吃药对胎儿有不良反应，焦急地反复询问我该怎么办。

我首先安慰丽丽不要紧张，建议丽丽可以采取少量多餐，每次吃一小口，频繁多次进食。鉴于她对药物不良反应的担心，我推荐给她一味既是中药又是厨房常用调味品的"生姜"。小小的生姜真的能够治呕吐？丽丽抱着试一试的心态照我说的方法吃生姜，到第三天的时候呕吐就明显缓解，一周左右呕吐就基本消失了。

魏晋时期的《名医别录》记载生姜药性辛、温，归脾、胃、肺经，具有止呕的作用，唐代药圣孙思邈盛赞生姜为"呕家圣药"。另据《食医心镜》中说，治呕吐时切下如绿豆大小的生姜和醋煎煮后服用。我给丽丽提供了两个小办法止吐。①服用生姜紫苏茶，紫苏 3g、生姜 3g，加水适量后煮 15 分钟代茶饮。生姜能止呕吐，紫苏能够行气开胃，还有安胎的作用，可谓一举两得；②将生姜榨汁，吃饭前喝一小口姜汁，可减轻呕吐。另外，如果您不嫌辣，嘴里经常含一片生姜也能起到止呕的作用。

被孙思邈盛赞为"呕家圣药"的生姜当然不只是治疗妊娠呕吐，除此外还可以治晕车呕吐。在生活中，各种交通工具为我们出行提供了便利，但晕车的人群对出行很是头疼。而生姜就可以为您排忧解难，可以有效地缓解晕车症状。具体做法为：把生姜切成硬币厚薄的片，用纸质胶贴将生姜片固定在神阙（即肚脐眼）穴和内关穴（腕横纹上 2 寸，掌长肌腱与桡侧腕屈肌腱之间），于开车前半小时贴好，如果乘车时间超过 10 个小时建议中途更换一次姜片。若能把生姜捣成姜泥如上法使用，效果更佳。

中医学认为晕车是由于秽浊之邪，邪犯脾胃，引起脾胃升降功能失司，脾胃失和，胃气上逆，引起呕吐。生姜有和胃降逆的作用，除了可以通过直接服用作用于胃，还可以通过对内关穴和神阙穴的刺激作用止呕吐。西医学证明生姜中的姜酮、姜烯酮等有效成分，可通过肚脐到达全身，具有镇吐、镇静的作用，能有效地预防晕车呕吐。

生姜止呕，实可止一切呕吐，除了上述原因引起的呕吐，生姜还可以用于手术后或放、化疗后以及食积的呕吐等。

月落乌啼霜满天，江枫渔火对愁眠

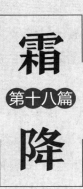

霜降

第十八篇

八声甘州

【北宋】柳永

对潇潇暮雨洒江天，一番洗清秋。渐霜风凄紧，关河冷落，残照当楼。是处红衰翠减，苒苒物华休。唯有长江水，无语东流。

不忍登高临远，望故乡渺邈，归思难收。叹年来踪迹，何事苦淹留？想佳人、妆楼颙望，误几回、天际识归舟。争知我，倚栏杆处，正恁凝愁！

霜降当日霜，庄稼尽遭殃。九月霜降无霜打，十月霜降霜打霜。

霜降是秋季的最后一个节气，也就是每年公历 10 月 23 日前后，太阳到达黄经 210°位置的时候。

我国古代将霜降的十五天分为三候：一候豺乃祭兽；二候草木黄落；三候蛰虫咸俯。

《月令·七十二候集解》中记载："九月中，气肃而凝，露结为霜矣。"《二十四节气解》又言："气肃而霜降，阴始凝也。"中医学认为肺金主肃降，与肾之寒水互生，民间又有言："补冬不如补霜降"，霜降时节，正值秋冬交接之时，如何调养摄生又变得复杂起来。

霜降要吃柿子，美味好吃还有益健康，酸酸甜甜的养生你感兴趣吗？

秋冬养阴炖点肉，牛肉是个不错的选择，性平还能强筋健骨益气，是为养收之道。牛肉，你吃得明白吗？

霜降入深秋，秋风寒刺骨，在家看深宫大剧着实不错，可心爱的女主却被鹤顶红毒死了，这个秋天可太郁闷了，我得查查鹤顶红是啥，万一有解药能用呢。

"霜风凄紧，关河冷落，残照当楼"。据说柳永当年写《八声甘州》之前被霜风吹晕了过去，是被一位铃医用一种神奇的方法打开嘴喂下药才醒过来的，你可知道古人是如何让昏迷的病人张嘴的吗，霜风凄紧，裹个毛毯听我给你讲讲吧。

霜降吃了它，不会流鼻涕，嘴唇不会裂，还能解酒，预防"大脖子病"

霜降是秋天的最后一个节气，意味着寒霜降临，天气变得越来越冷，冬天马上来到。民间有句俗话"霜降吃柿子，不会流鼻涕"，意思是这个时节吃皮薄、肉厚、味甜的柿子，鼻子不容易出问题，不会流鼻涕，这是为啥？

中医学五行理论认为，秋天应五脏中的肺脏，秋天的气候特点是偏干燥，燥邪容易伤肺，人们会出现口燥咽干、鼻子干燥、咳嗽少痰的情况，肺开窍于鼻，肺受邪生病，部分人出现打喷嚏、流鼻涕等过敏性鼻炎的症状，柿子味甘甜，性寒凉，可以清肺热、润肺燥，对于燥邪伤肺有一定的预防和保护作用，所以说霜降吃柿子不会流鼻涕。

柿子中含有蔗糖、果糖、葡萄糖等糖类物质，还有蛋白质和维生素等，营养丰富，有民俗认为霜降吃柿子，嘴唇不会裂口。从现代研究看来，因为柿子里含有丰富的维生素 C、维生素 E 等物质，可以预防唇裂，从中医学角度看来，是因为柿子可以滋阴润肺、健脾养胃，内在的阴液充足，嘴唇自然不会裂口。对于秋冬常见的口唇开裂、口疮、牙龈炎等，可以用柿饼霜涂抹在局部，有一定治疗作用。

人们习惯在酒席后吃点水果，认为能解酒。柿子就具备良好的解酒功效，远胜于我们平常惯用的柑橘和香蕉等水果，柿子里含有丰富的单宁物质，单宁与胃蛋白结合，抑制胃酸吸收酒精，达到解酒的效果。柿子里含碘量高，100g 新鲜柿子含碘约 50mg，经常吃柿子可以有效预防缺碘引起的"大脖子病"，也就是"单纯性甲状腺肿"。

柿子是食疗佳品，柿子叶也能入药，现代研究证实，柿子叶含有大量的蛋白质、维生素 C、芦丁、胆碱、黄酮苷等物质，能促进新陈代谢、降低血压、软化血管、增加冠脉血流量、预防心脑血管疾病发生。每日用柿子叶 20g 煎水喝，或者开水泡当茶饮，有一定保健作用。

柿子上面的柿饼霜也是一味好药。柿饼霜就是晾晒柿子时，柿子表面渗出凝结的一层白霜，主要成分包括：甘露醇、果糖、蔗糖、葡萄糖等。近代名医张锡纯就喜欢用柿饼霜，他创立的两个含有柿饼霜的食疗方，普通人也可以效仿。

1. 珠玉二宝粥：生山药 60g、生薏苡仁 60g、柿饼霜 24g，先将山药、薏苡仁捣成粗渣煮熟，然后将柿饼霜切碎，调入粥中融化，服食可以治疗脾肺阴虚，咳嗽低热等疾病。他认为山药、薏苡仁都可补脾肺，山药黏腻，薏苡仁淡渗，可以相互制约，更用柿饼霜凉润肺，甘补脾。

2. 水晶桃：核桃仁、柿饼霜各 500g，先将核桃仁蒸熟，再把柿饼霜放入核桃上蒸化，融为一体，美其名曰"水晶桃"，他认为核桃补肺肾，柿饼霜色白入肺，甘凉滑润，甘能补肺气、凉能清肺热、滑能利肺痰、润能滋肺燥，用于肺肾两虚的咳嗽喘息，肺肾两补，而且味道甘甜，适合小孩子吃。

柿子虽好，也要注意食用方法。柿子不能空腹吃，因为未成熟的柿子以及柿皮里含有较多鞣酸、柿涩酚，空腹大量吃柿子后，在胃酸的作用下，鞣酸与蛋白质结合，形成不溶于水的鞣酸蛋白沉淀在胃里，再与柿子中的果胶、树胶一起将柿皮等植物纤维黏合在一起，逐渐形成胃结石，急性者可能在大量吃柿子半小时后就出现恶心、呕吐、腹痛等症状，甚至因为结石引起肠梗阻，而有人可能会在半年甚至更长时间后发病。需要强调的一点是，不仅柿子，空腹吃大量黑枣、石榴、山楂等水果也可能会形成胃结石，大家一定要注意。柿子含糖量高，被称为最甜的水果之一，食用后血糖迅速升高，所以糖尿病病人要谨慎食用。

为什么武松打虎，牛肉功不可没

《水浒传》第23回景阳冈武松打虎中有这样一段描写，"武松望见前面有一个酒店……酒家道：'只有熟牛肉。'武松道：'好的切二三斤来吃酒。'店家去里面切出二斤熟牛肉，做一大盘子，将来放在武松面前，随即再筛一碗酒。"归纳武松打虎成功三要素：个人能力强、酒壮英雄胆、牛肉长力气。对，你没听错，牛肉是个好东西，吃牛肉长力气。

中国人在很早的时候，就懂得驯养马、牛、羊、猪、狗、鸡等六牲来获得肉食，牛肉从先秦到清代之前都和羊肉一样，是中国人的主要肉食（猪肉坐上肉类头把交椅是清代的事情）。所以牛肉的做法也是花样繁多，各地牛肉名吃让人眼花缭乱：酱牛肉、五香牛肉、烤牛肉、牛肉丸子、灯影牛肉……

现代研究认为：牛肉是高蛋白、低脂肪的食物，营养丰富。特别推荐运动员吃牛肉，因为牛肉富含肌氨酸，可以增强力量，提高运动持久性。牛肉中富含锌、镁、钾、铁等多种微量元素，这些元素对于肌肉地生长和力量地增强有作用。牛肉中富含维生素 B_6 与维生素 B_{12}，维生素 B_6 能促进蛋白质代谢，尽快解除运动后的疲劳，维生素 B_{12} 是供给人体能量的必须元素。武松打虎前两斤熟牛肉下肚，宋代的一斤折合到现代约是 600g，武松吃了那么多牛肉，所以有力气打虎也是必然。如果您要进行高强度运动，比如爬山、健美操、马拉松之前，建议吃点牛肉。

从中医学角度来看，黄牛肉性味甘温，水牛肉性味甘平，均可以补中益气，强筋健骨，水牛肉还有消水肿的作用。明代韩懋所著《韩氏医通》中提道："牛肉补气，与黄芪同功。"黄芪性味甘温，是中药中最常用的补气药物。中医理论认为气是生命活动的动力，气足的人精力充沛、声音洪亮、干活劲足、对外界的适应能力强；气虚之人精神差、声音低微、容易劳累、一活动就出汗、容易感冒。总结气虚的人最大的特点就是一个字：懒。不想干活，总想躺着，一干活就累就出汗。如果您周围有这样的人，您需要建议他去看病，这个懒不是精神因素，是气虚，这是病，得治。气虚的人应该经常吃牛肉补气，治疗气虚。

有这样一份病历，患者，女，35 岁，主诉：懒病缠身 2 年。主要症状：晨起即发愁上班，上班后倚靠椅背，神思昏昧欲睡，领导分配任务即眉头紧锁，唉声叹气，懒于完成，中午回家懒于做饭，晚上回家懒于洗衣，稍微活动，即有汗出，每月感冒一次，每次感冒需半月缠绵。诊断：肺脾气虚证。治疗：一周两次土豆炖牛肉，辅以每日健步走，从 3000 步开始，每半月增加 1000 步，直至加到每日 10000 步为止，坚持锻炼。必要时加用中药、艾灸、穴位贴敷、推拿按摩等治疗。

推荐菜品：土豆炖牛肉。具体做法如下。

第一步：牛肉 300g 切 3cm×3cm 方块，反复冲洗去掉血水，放入开水锅中焯 10 分钟捞出；

第二步：300g 土豆洗净去皮切方块；

第三步：锅中倒油，油热后炸葱丝、姜丝、花椒，放入焯好的牛肉块翻炒 5 分钟；

第四步：加入适量清水没过牛肉，加大茴香、葱、姜、香叶，并加入几片山楂帮助炖烂牛肉，水开后小火炖 1 小时，加盐、土豆块再炖半小时，加胡椒粉起锅。

砒霜也是一味中药，用对了可以治大病

俗话说人言可畏，比如民国时明星阮玲玉就死于流言蜚语，其实我们不知道"人言"还是一味药，就是砒霜。

李时珍在《本草纲目》中记载："砒，性猛如貔（传说中的一种野兽，似熊，一说似虎），故名。惟出信州，故人呼为信石，而又隐信字为人言。"人言就是信石，即砒霜的别名，所以人言可畏，一方面是说流言蜚语害人，另一方面是说砒霜毒性大，让人心生畏惧。砒石经过烧炼，得到精制的砒霜。李时珍这样描述其炮制过程与毒性："初烧霜时，人在上风十余丈外立，下风所近草木皆死；又以和饭毒鼠，死鼠猫犬食之亦死，毒过于射罔（毛茛科植物草乌头汁制成的膏剂）远矣。"由此可见砒霜的毒力之强，大家熟知的影视剧中经常出现的毒药鹤顶红就是砒霜。

砒霜毒性强，但也可用于治疗疾病。李时珍认为："砒霜可以疗诸疟，风痰在胸膈，可作吐药。不可久服，伤人。治妇人血气冲心痛，落胎。蚀痈疽败肉，枯痔杀虫，杀人及禽兽。"《本草纲目》记载了这样一个医案，

"李楼《奇方》云：一妇病心痛数年不愈。一医用人言半分（0.15g），茶末一分（0.3g），白汤调下，吐瘀血一块而愈。"

"三品一条枪"出自明代医家陈实功所著的《外科正宗》，本品由明矾、砒石、雄黄、乳香四味药物组成，先将明矾、砒石煅红，再研成细末，加雄黄、乳香二味，调搓成药条，阴干后外用。适用于肛瘘、瘰疬、疔疮、发背、脑疽等症，有祛腐、拔瘘之功效。

现代人把砒霜做成注射液，即亚砷酸注射液，主要成分是三氧化二砷（AS_2O_3），治疗急性非淋巴细胞性白血病，以急性早幼粒细胞白血病（M3）疗效最为显著。砒霜还可以用于慢性粒细胞性白血病及慢粒急变期，适用于肺癌、肝癌、结肠癌、胰腺癌、宫颈癌、乳腺癌、淋巴瘤等地治疗，放化疗时应用还有增加放疗敏感性或提高化疗疗效作用，可用于介入治疗。

中医有"是药三分毒"的说法，就是人参、甘草之类的补药，如果无病之人长期服用，也会产生毒性。中医又有"大毒之药治大病"的观点，从广义的角度来说，毒性就是药性，即是否能够产生疗效的性质与功能，砒霜毒性强，故而能治大病，如癌症与白血病。

以上内容旨在科普，用药请严格遵守医嘱，切勿擅自使用。

古人不会输液，昏迷病人牙关紧闭不能喝药怎么办

我们经常在影视作品或者现实生活中看到：一个人重病昏迷，不能张口，救护车送到医院急诊时可以输液，把治疗的药物输入血管，也可以从鼻子里插胃管进去，把米汤、牛奶、蔬菜汁等食物，用注射器通过胃管注入。爱思考的人可能产生一个疑问，古人没有输液、插胃管的技术，如果病人昏迷，口噤不开怎么办？

一、应用药物擦牙齿，病人开口，然后可以灌药

1. 两种厨房里的调料合用擦牙。宋徽宗，下令编纂的《圣济总录》风口噤篇中有白矾散方，用到两种厨房里的材料，治疗口噤不开。白矾散方

"治一切急风，口噤不开，白矾半两，盐花一分，研细粉，以手点揩牙根下，更将半钱匕，以绵裹，安牙尽头。"白矾又叫明矾，化学成分是十二水合硫酸铝钾，就是食品店里炸油条时放的添加剂，可以让油条蓬松酥脆，中医学认为白矾有化痰、止血、止泻的作用，盐花就是我们做饭用的食盐，可以凉血解毒、涌吐风痰，白矾散里白矾和盐合用擦牙可以化痰开窍，松弛局部肌肉，治疗口噤不开。

2.用成语中的一味药物擦牙。《圣济总录》里白神散方用到一味中药，就是望梅止渴里的梅子，白神散方"治中风或者吐泻，牙关紧噤，下药不能，白梅末，揩牙，盖酸能收敛，自然齿骨易开也。"梅花有观赏梅花和果梅两种，白梅就是梅花的果实，能止咳、止痛、生津，此处用来擦牙，有松弛局部肌肉的作用。

3.一种毒药与一种树脂合用擦牙。《圣济总录》里还有一个方子，开关散方：方用生天南星、龙脑冰片各等份。就是用天南星和龙脑冰片研细粉，医者用指头蘸取细粉，在患者紧闭的牙齿上摩擦，患者牙齿张开，可以灌服汤剂。天南星性苦、温，有毒，可以化痰、祛风、止痉，冰片为龙脑香科常绿乔木植物龙脑香树脂加工品，可以开窍醒神，宋代药物学家寇宗奭认为冰片"此物大通利关隔热塞，大人、小儿风涎闭塞，及暴得惊热，甚为济用。"中医学认为中风牙关不开，是痰气郁结、闭塞清窍或夹风窜络所致，天南星可以化痰、祛风，冰片辛散，可以通利壅塞，两药合用可以开口噤。

二、应用中药粉吹入鼻子取嚏，使得病人张口，然后将急救药物灌入

元代著名医家朱震亨所著《丹溪心法附余》卷一中有通关散："细辛、猪牙皂角等份磨粉，每用少许搐鼻，候喷嚏服药，主治卒中风邪，昏闷不醒，牙关紧闭，汤水不下。"就是用细辛和皂荚一起磨成细粉，用少量细粉吹入病人鼻子中，病人会打喷嚏，所以开口，此时可以用合适的物品支在上下牙之间，灌服汤剂急救。

三、针灸

很多人对中医有一个认识，认为中医是汤剂为主，针灸为辅助，针灸只能治疗关节疼痛一类的疾病，其实是大错特错，针灸和汤剂一样，也能急救，也能调理五脏六腑、气血津液。急救方面，针灸其实比汤剂更快捷，更加立竿见影，对于昏迷口噤不开的病人，可以针刺人中、合谷、涌泉等穴位，人中穴在人体鼻唇沟的上 1/3 处，是任脉和督脉的交会穴，刺激人中可以使得阴阳交会、醒神开窍。常做足疗的人都知道，涌泉穴在脚底，位于第 2、3 足趾趾缝纹头端与足跟连线的前 1/3 处，是肾经的起始穴位，每晚泡脚时揉搓涌泉，可以有强肾、延年益寿的作用，病人昏迷时针刺涌泉，能醒神回苏。本人曾经诊治一例癫痫持续状态的病人，在常规输注镇静止痉药物的同时，针刺强刺激涌泉穴，病人很快苏醒。针灸医师都知道，面口合谷收，就是面部和口的疾病可以针刺合谷。除了昏迷所致口噤不开，针刺对于颞颌关节强直所致的口不能张，通过针刺太阳、翳风、下关、合谷、涌泉穴位，也有很好的效果，如果遇到这样的病人，大家不妨考虑针刺治疗。

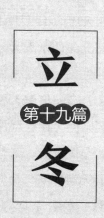

立冬

第十九篇

方过授衣月，又遇始裘天

今年立冬后菊方盛开小饮

【南宋】陆游

胡床移就菊花畦，饮具酸寒手自携。
野实似丹仍似漆，村醪如蜜复如斋。
传芳那解烹羊脚，破戒犹惭擘蟹脐。
一醉又驱黄犊出，冬晴正要饱耕犁。

立冬太阳睁眼睛，一冬无雨格外晴。立冬晴，一冬晴；立冬雨，一冬雨。

立冬是每年公历的 11 月 7 日或 8 日，太阳到达黄经 225° 的时候。

我国古代将立冬的十五天分为三候：一候水始冰；二候地始冻；三候雉入大水为蜃。

《月令·七十二候集解》中记载："立，建始也"，又说："冬，终也，万物收藏也。"《素问·四气调神大论》记载："冬三月，此谓闭藏。水冰地坼，无扰乎阳，早卧晚起，必待日光，使志若伏若匿，若有私意，若已有得，去寒就温，无泄皮肤，使气亟夺。此冬气之应，养藏之道也；逆之则伤肾，春为痿厥，奉生者少。"立冬时节的到来，意味着自然现象的层次变换，也将影响着人类的方方面面。

冬日养藏，是进补的好时候，为什么，怎么补，做笔记喽。

冬天泡脚处处好，可有些人却不该泡，你适合泡脚吗，你的脚泡对了吗？

冬气应肾，是补肾的好时机，一种好东西健肾补脑，越吃越强壮，越吃越聪明，你要不要试试？

天上龙肉、地下驴肉，驴肉汤、驴肉火烧、烤驴宝、烧驴鞭……冬令进补，你可少不了这头驴。

为什么说"冬令进补，来春打虎"

45岁患者司徒女士冬天来医院求诊，自诉：精神差，每天感觉特别累，稍微活动即疲乏无力，容易出汗，一个月感冒两次。看了舌头和脉象，结合司徒女士的主诉，我告诉她是气虚证，需要服用一段时间补中益气的汤药。司徒女士感觉很为难，自己要上班，家里两个老人有病要照顾，两个孩子还在上学，每天忙个不停，根本没时间煎药，而且想着苦涩的汤剂也很发愁。

对于司徒女士的困境，我建议她服用膏方调治。并告诉她，对于虚弱人群，慢性病人群，服用膏方比汤剂更为适宜。

一、膏方特点之"天人相应，冬令进补"

中医理论认为人和自然是一个统一的整体，自然界的规律也会在人身上体现，春生、夏长、秋收、冬藏，人体也如此，冬天要藏精，就像农民在冬天给土地施肥，土壤肥沃，来年播种，庄稼就会长得苗壮。对于人体来说，冬天是生机潜伏，阳气内藏的季节，在四季中属于保养和积蓄的阶段，人们食欲大增，脾胃运化旺盛，此时进补能最大程度地发挥补药的作用，补虚扶弱，强身健体，所以民间有"冬令进补，来春打虎"的说法，形容冬天补得适合，人的体格可以变壮。

二、膏方特点之"绵绵细雨，润物无声"

如果我们把平时服用的汤剂比作夏日急雨的话，膏方就像春日小雨，润物细无声。大家平时也有常识，夏日急雨雨量大，如果时间短，十几分钟就会地表水流滂沱，但是深部却没有湿透。春日小雨虽雨量小，但是绵绵不绝，土壤也能完全被润透。青壮年经年累月的工作压力大，劳心费神，熬夜耗伤肝血肾精，身体变得虚弱，老年人因年龄增大，阴阳气血津液亏虚，这些虚弱的疾病都是年深日久，耗伤人体正气，想要几剂汤剂就

立冬

第十九篇

185

能明显见效，显然不可能，而一料膏方服用一般在 50 天左右，日积月累的服药，缓慢进补，虚弱之证可逐渐痊愈。

三、膏方特点之"味道甘甜，顾护脾胃"

说到中药，人们脑海里都会出现黑色的药汤，味苦难喝，膏方却和这种黑而苦的汤药明显不同，中医在开具膏方时，一般都会斟酌使用味道偏甘的药材，避免过多使用味苦药材，经过一昼夜浸泡，三次煎煮，纱布过滤，浓缩药液，加入蜂蜜（或冰糖、红糖、饴糖）、胶类药材收膏，所得到的膏方呈半流体状，晶莹剔透，因为蜂蜜或者糖的加入，味道甘甜，口感好。一般脾胃虚弱、大便干结的病人加蜂蜜；口干鼻燥、阴虚内热的病人加冰糖；消化不良、经常腹痛的病人加饴糖；宫寒、痛经的病人加红糖。对于不能用糖或蜂蜜的糖尿病病人，可以加入不会升高血糖的木糖醇来调节膏方的甜味。为了防止膏方中的补虚药材滋腻，影响脾胃功能，还要加入陈皮、生麦芽、木香、砂仁等消食化积、化湿行气的药材来健脾和胃。

四、膏方特点之"量体裁衣，服用方便"

谈到补药，很多人都会想到人参或六味地黄丸之类，但是事实证明，不咨询医生，盲目跟风，听信广告，乱吃补药，很多人没有收效。因为中医讲究辨体质、辨证论治，比如人参补气，适合气虚之人服用；六味地黄丸滋阴，适合肾阴亏虚之人服用；而痰湿体质应该健脾利湿，茯苓、白术、薏苡仁比人参更好；瘀血体质，三七最佳。膏方是由中医开具，量体裁衣，一人一方，体现了中医个体性治疗的优势，治病调养有针对性，当然有效果。

膏方由医院加工，患者只需用冰箱冷藏保存，每日早晚各一次，用汤勺舀出一勺，用开水化开服用，免去了天天煎药之苦。

冬天热水泡脚好处多，如何才是正确姿势

冬季到来，怎么养生？俗语说："富人吃补药，穷人泡泡脚。"其实无论是富人和穷人，都应该在睡前泡脚养生，因为泡脚有诸多益处，可以温通经络、祛寒除湿、活血化瘀、促进睡眠。有人也许会问，泡脚真的是有百利而无一害吗？是否人人都需要泡脚？今天我们就来说说泡脚的注意事项。

一、并非人人都适合泡脚

下肢静脉曲张的人只适合洗脚，不适合泡脚。因为这种病人下肢本来就是淤血状态，泡脚时间长只会使得血液向下肢灌注更多，加重局部憋胀酸重的感觉，对静脉曲张有弊无益。

患有糖尿病的人泡脚时也要注意，因为有的患者并发神经病变、有的患者自觉下肢寒冷、有的患者觉得四肢麻木，这些患者泡脚时容易加入更多热水，可能会导致足部烫伤而引起糖尿病足，众所周知，糖尿病足是一个特别缠绵难愈的疾病。

二、泡脚不如泡腿更好

说到泡脚，有人就用一个浅浅的脸盆，其实拿一个深木桶做腿浴更合适。人体有十二经脉，足三阳经起源头部，终止于足部，如足少阳胆经走行于下肢外侧中线，就是裤子外侧的接缝处。足太阳膀胱经走行于下肢的后侧正中线，足阳明胃经走行于下肢外侧前缘。足三阴经起源于足部，终止于腹部，如足少阴肾经起源于脚心的涌泉穴，建议泡脚时木盆最好小而深，小是倒水容易，深是泡的时候可以淹没到小腿部，相当于泡了六条经脉，几十个穴位。

三、泡脚时可以做刮痧

泡脚时可以准备一个刮痧板，以水为润滑剂，做足三阴和足三阳经的腿部刮痧。刮痧的方向是从上往下，小腿外侧、后侧、内侧各刮拭20～30次，刮痧时发现的结节和条索状物做重点刮拭，可以疏通经络。肥胖人群做足阳明胃经的刮痧有减肥的功效。拿刮痧板按摩足少阴肾经的涌泉穴还有引火归原的功效，对于那些熬夜过多，容易起痘和患口疮的人群非常有用。

四、泡脚的水温在40℃左右

泡脚的水并非越烫越好，一般水温控制在40～50℃即可，根据个人情况调节。可以在旁边准备一个热水瓶，随时加入热水。如果温度过高，皮肤感受迟钝的老人以及皮肤娇嫩的小儿容易烫伤。

五、泡脚的时间以半小时为宜

很多老人喜欢在晚饭后看电视时泡脚，往往因为精彩的电视剧而泡脚时间过长，如果没有及时添热水，凉水泡脚容易感冒，而患有心脑血管病的老人泡脚时间过长，容易导致血液淤积在身体下部，脑供血不足而发生头闷、眩晕等问题。

六、泡脚时以微微出汗为宜

有人喜欢泡脚泡到出好多汗为止，其实在寒冷的冬天，人们的毛孔闭塞，很难出汗，而且中医学认为出汗过多会耗气伤阴，冬天养生讲究闭藏，所以不必强求出汗，泡到后背发热或微微出汗为好。

七、泡脚的时候加什么药

很多人喜欢在泡脚的水里加中药，认为可以养生。其实加什么中药应该根据自己的体质和病证而定。如果有脚气的人，可以加点花椒，因为花椒有杀虫、止痒、灭菌的作用；手脚怕冷的人可以加肉桂、干姜一类性温热、通经脉的药材；患有风湿性关节疼痛的人可以加鸡血藤、路路通这些祛风除湿的药材。需要强调的是，如果有条件，可以用一个大锅，将上面的药材先拿凉水泡半小时，然后多添水煎煮半小时，放到温热程度再泡脚。如果嫌天天煎煮麻烦，可以一次煮几天的量，煮好放冰箱，每天拿出一份加热水泡脚。

能染黑舌苔的药物，还能染头发，
你经常吃，据说能补肾健脑，可靠吗

有一种东西，来自西域，其果仁和人的大脑形状高度相似。当你绞尽脑汁为生活奔波，当你焦头烂额，痛感脑细胞不够用的时候，第一时间是否会想起它？没错，它就是核桃。

中医学有"取象比类"的思维，这种思维延伸出来临床"以脏补脏，以形补形"的治疗方法。谈到"以脏补脏"，有人认为炒腰花可以补肾，吃猪肝可以养肝血，民国名医张锡纯用猪胰脏治疗糖尿病，江苏名医叶橘泉用生羊腿骨敲碎，配合红枣、糯米煮粥治疗贫血和紫癜。如果说到"以形补形"，最典型的例子莫过于核桃，因为它与大脑形状有高度的相似性，应该是补脑良品，事实上，有的商家在宣传和核桃有关的商品时，往往也打着健脑、益智等口号。那么核桃真的补脑吗，还是徒有其形？就让我们以专业的眼光来看看。

核桃也叫胡桃，和很多"胡姓"植物（如胡麻、胡萝卜、胡瓜、胡豆）一样，也来自西域，据说是张骞出使西域的时候带回来的，目前已经在广泛种植。作为一种药食同源的果实，在老百姓用来榨油，当作干果食用的同时，广大的医家也早已注意到了核桃的药用价值。核桃的药用价值最早出现在宋代的《开宝本草》，书中记载："核桃肉味甘性平，无毒。食之令人肥健，润肌，黑发。"随着历史的沿革，医学的发展，核桃的功效更多地被人们发掘出来。

核桃作为药食同源的药物，入肾经可以补肾助阳，治疗肾虚所致腰膝酸软、头晕耳鸣、尿频、尿后余沥不尽；核桃入肺经可以温肺止咳喘，核桃是一味肺肾两补的药物，中医学认为肺主呼吸，肾主纳气，就是说呼吸功能主要在肺，但是肾脏能够摄纳肺吸入之气，防止呼吸表浅，如肾虚可能会纳气功能减退，出现喘息之证，所以咳喘病证多与肺肾两脏相关。临床又有"实喘责之于肺，虚喘责之于肾"之说，病情轻、时间短的咳喘病证主要治肺，病情重，病程长的咳喘病证经常需要肺肾同治。核桃入大肠经可以润肠通便，因为核桃含有丰富的脂肪油，可以治疗虚性的便秘。

上述是中医对核桃功效作用的认识，接下来谈一谈核桃健脑的问题，中医学认为肾藏精，主骨生髓，髓又分骨髓和脊髓，脊髓上通于脑，脑为髓聚而成，肾精充足，则脑髓充满，人的思维敏捷，聪明灵活，反之肾精不足，骨髓空虚，则会出现健忘、思维迟钝的情况。核桃可以补肾，通过补肾达到健脑聪明的目的。至于《开宝本草》里说到核桃能够长头发，使头发变黑，也是因为核桃补肾的作用，因为"肾其华在发"，就是说肾的外在光华就是头发，我们可以通过头发来观察一个人的肾精是否充足，肾精足则头发乌黑光亮，肾精不足则出现脱发和白发。

以上是中医学对核桃的认识，西医学研究表明，核桃仁营养十分丰富，含有脂肪、蛋白质、多种无机盐和微量元素，核桃仁所富含的蛋白质和不饱和脂肪酸可以抗氧化、抗衰老，核桃所含的磷脂是神经细胞代谢的基本物质，所以核桃仁确实具有补脑健脑的作用，有人将其称为"天然脑黄金"。

一天门诊时，查看一位病人的舌头，发现其舌苔发黑，牙齿也微黑，仔细询问，原来就诊前吃了十几个核桃，所以这个黑舌苔不是病态，是因为核桃仁薄皮中的单宁染色所致。核桃仁能染黑舌头，而核桃的青皮一直作为染发剂使用。《本草纲目》中记载核桃青皮可以染头发、染胡子、染布。

综上所述，核桃作为一种传统果实，的确有诸多好处，尤其青少年和老年人，每天可以适当吃几个核桃。但是核桃性偏温，容易上火，所以阴虚火旺、痰热咳嗽的人不能食用。

天上龙肉，地上驴肉

如果您是一名资深吃货的话，肯定听说过这样的话：天上龙肉，地上驴肉。龙肉据说是指一种叫飞龙的鸟肉，估计大部分人没吃过，但是说到驴肉，大部分人都很熟悉。

关于驴肉，最有名的是保定府的驴肉火烧。这个名吃来源于明代靖难之役，朱元璋的四子燕王朱棣起兵，反叛自己的侄子，也就是朱元璋的孙子建文帝朱允炆。朱棣在河北保定府吃了败仗，粮草不济，只好杀马取肉充饥，把煮好的马肉夹在烤好的火烧（面饼）里，味道不错，老百姓也跟着效仿，做马肉火烧。后来因为战争需要，马匹要充作军用，所以改为驴肉火烧，改动后发现，驴肉比马肉纤维更加细腻，口味更鲜美，口口相传，保定府的驴肉火烧成为一道名吃。驴、马、骡子是亲戚，但是肉质口味却不一样，民间有这样的说法：驴肉香，马肉臭，打死不吃骡子肉。

现代研究结果证明：驴肉脂肪含量低，蛋白含量高，含有的脂肪主要是对人体有益的不饱和脂肪酸。想吃肉又害怕血脂升高的心脑血管疾病患者，适合食用驴肉。驴肉含有人体必需的多种氨基酸，氨基酸含量高于我们常吃的猪肉与羊肉，且肉质细腻，容易消化，是一道食疗佳品，适合老人、孩子、产后及久病人群。中医学认为驴肉性味甘凉，可以补血益气，治疗虚损性疾病，适合体虚之人补养身体。

除去驴肉，还有驴三件，即鞭、宝、肾。李时珍认为驴鞭可以强阴壮筋，根据中医学以脏补脏的理论，它们具有补肾强腰之功效。根据《本草纲目》记载，驴骨熬汤，可以治疗多年消渴，口干多饮、多食、多尿之人可以试用。

说起驴，不能不提大名鼎鼎的阿胶。阿胶是一味著名中药，用驴皮熬制。阿胶最早出现在《神农本草经》，列为上品，应用历史已有2000多

第十九篇

立冬

191

年。古人认为阿胶常服久服、可以轻身益气，延年益寿。现代研究认为，驴皮含有丰富的胶原蛋白，可以美容、护肤、养颜。而从中医学角度来说，阿胶性味甘平，有滋阴润肺、养血止血、安神去烦功效。驴皮胶以山东东阿县所产为好，故名阿胶，究其原因，阿胶品质好与当地的水质密不可分。出生于1600多年前的北魏地理学家郦道元，在他所著的《水经注》中记载："东阿有井大如轮，深六七丈，岁常煮胶以贡天府。"阿井水硬度高，含有钙、钾、镁、钠、锶等多种金属离子，水清而重。曾经有人做过测试，每立方米阿井水比其他地方井水重3kg左右，因水质重，在熬胶的过程中，胶中的杂质易于漂浮被除去，从而达到精炼的目的，并且不易变形，利于保存。

阿胶来源于动物，是血肉有情之品，有显著的补血作用，贫血的患者服用阿胶可有明显升高血色素的作用。而对于有心悸、头晕等症状，中医辨证为血虚证的病人，阿胶也有改善作用。阿胶能止血，无论是尿血、咯血、妇科出血、便血，随证配伍都有治疗作用。阿胶能滋阴润肺，适合于干咳少痰、咽干口燥的肺燥咳嗽。需要注意的是，阿胶性质黏腻，所以脾胃功能虚弱的患者服用时需要配伍健脾开胃的药物。

最后，推荐一道菜品：五香驴肉。具体做法如下。

第一步：驴肉2kg，用清水浸泡6小时；

第二步：浸泡后洗净血水，将驴肉切块，大小为10cm×10cm，放入开水锅中，加入适量花椒、大茴香、小茴香、香叶、食盐、酱油，大火煮开，小火炖3～4小时；

第三步：将煮熟的驴肉块捞出，晾凉，切薄片，装盘，上桌。

云暗初成霰点微，旋闻薮薮洒窗扉

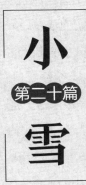

小雪

第二十篇

和萧郎中小雪日作

【南唐】徐铉

征西府里日西斜，独试新炉自煮茶。
篱菊尽来低覆水，塞鸿飞去远连霞。
寂寥小雪闲中过，斑驳轻霜鬓上加。
算得流年无奈处，莫将诗句祝苍华。

小雪晴天，雨至年边。小雪收葱，不收就空。

小雪是每年公历的 11 月 22 日到 23 日，太阳到达黄经 240°的时候。

我国古代将小雪的十五天分为三候：一候虹藏不见；二候天气上升地气下降；三候闭塞而成冬。

《月令·七十二候集解》中记载："十月中，雨下而为寒气所薄，故凝而为雪。小者未盛之辞。"《群芳谱》中说："小雪气寒而将雪矣，地寒未甚而雪未大也。"天降白雪，成一自然奇观，伏藏万物，世间俱静，听雪落有声。谨记冬季养生，静者寿，躁者夭。

冬吃萝卜夏吃姜，不用医生开药方。冬天进补好时机，竟然让我吃萝卜，农民伯伯这句谚语不是瞎说的，你可知道冬吃萝卜是为啥？

中国人的冬天可离不了补，可你外婆总把昂贵的中药材当成补药，人参、西洋参、三七，不该用的都用上了，特别是三七，那在古时候可是给犯人吃的，小雪时节，你得先学学这些药，不然你外婆又给你瞎吃。

为什么说"冬吃萝卜夏吃姜、上床萝卜下床姜"

漫漫寒冬，一大碗猪肉炖萝卜，身子暖了，心也热乎了；炎炎夏日，一小碗生姜水，呕吐止了，感冒也好了。

时代发展，社会进步，社会上兴起了养生热，家庭主妇们纷纷摩拳擦掌，在厨房大显身手，一心为家人调理身体。"冬吃萝卜夏吃姜、上床萝卜下床姜"的俗语也广为人知，为啥冬天要吃萝卜，夏天要吃姜？是否人人都应该这样做，放之四海而皆准吗？今天我们就来说说萝卜。

李时珍在《本草纲目》中这样描述："（莱菔）散服及炮煮后服食，大下气，消谷和中，去痰癖，肥健人。"冽冽寒冬，人体阳气内敛，胃口较佳，进食油腻肉食较多，活动量又不如夏季多，易出现饮食积滞，此时多吃可以消食化积的萝卜尤为适宜。至于说到上床萝卜，是因为中医学认为胃不和则卧不安，如果晚上进食过多，肠胃负担重，影响睡眠。所以，晚上应该少吃饭，并适量进食能消食行气的萝卜，以利睡眠。

可是，你真的了解萝卜吗？每个人都适合吃萝卜吗？菜市场售卖的萝卜有胡萝卜和白萝卜两种，很多人以为冬吃萝卜是胡萝卜，其实是白萝卜。

中国是白萝卜栽培的起源地，早在秦汉时期的辞书《尔雅》中就有关于萝卜的记载，《唐本草》最早记载了白萝卜的药用价值。而胡萝卜最早出现在元代，据李时珍记载，元时始自胡地（伊朗）来，故名为胡萝卜，可以安五脏、健脾胃，有补虚作用。在植物学上白萝卜和胡萝卜也相差甚远，白萝卜是十字花科（十字形花冠为特点，如白菜）萝卜属，是个"白胖子"；胡萝卜是伞形科胡萝卜属（伞形花序），是个"红脸关公"。

一、白萝卜能消食化积

北宋药学家苏颂认为白萝卜能制面毒，"昔有婆罗门僧东来，见食麦面者，惊云：此大热，何以食之？又见食中有芦菔（白萝卜），乃云：赖有此以解其性。"唐代药学家萧炳也认为，凡人饮食过度，生嚼咽之便消。而《杨文公谈苑》中则记载了江东居民说如果种了芋头三十亩，就可以省下三十斛的米，如果种了三十亩的白萝卜，则会多吃三十斛的粮米，因为芋头含淀粉多，营养丰富，可以省下粮食，而白萝卜消食，胃口大开，吃得更多。

二、白萝卜可以止消渴、止血

中医学认为白萝卜可以止消渴。消渴的主要表现是多饮、多食、多尿，用生白萝卜捣汁内服可以止消渴。现代人的生活方式是吃得多，动得少，所以糖尿病之类的富贵病发病率逐年上升。究其原因，是代谢缓慢，体内积滞，用消食化积的白萝卜具有一定疗效。所以，糖尿病的病人可以每天适量服用生白萝卜汁。此外，白萝卜有止血的功效，捣汁服用，可以治疗吐血和鼻出血。

三、白萝卜可以消痰止咳

痰的生成，是由于体内食积或水液停聚而成。白萝卜能消食化积，并有良好的行气作用，气行则水行，故能化痰，痰消则咳嗽止。谈到化痰作用，白萝卜的种子莱菔子的力量更强。金元四大家的朱丹溪认为，莱菔子治痰，有"推墙倒壁"之功。明代韩懋《韩氏医通》中的三子养亲汤用到苏子、莱菔子、白芥子，用于老年人咳嗽痰多。

四、白萝卜虽好，不是人人适合

气虚之人，多表现为乏力、倦怠、食欲差、食后易于腹胀、大便不成形等。这类人不适合多吃白萝卜，因为白萝卜行气，其性辛而行散，行气的同时就会耗气，使得气虚加重。中药里有人参恶莱菔子之说，就是说人参补气适合用于气虚证，而莱菔子行气耗气，同时应用会抵消人参补气的作用。所以，二者不宜同用。不过二者的相恶之性，有时也可资利用。本人的一个癌症病人，自行购买人参煎汤服用，服用后腹胀如鼓，憋胀疼痛，遂来咨询。本人建议他用莱菔子煎水服用，服用后排气连连，腹胀疼痛消失。

干燥的冬天爱上火，
一根"平民人参"能解决很多问题

进入三九，天气干冷无降水，有暖气的北方家里干燥，人们觉得口干鼻燥易上火；没有暖气的南方，人们则是遭受寒冷和干燥的双重侵袭，穿得厚，吃得热，也容易上火。

一、干燥的冬天爱上火，为什么

首先是室内有取暖设备，门窗紧闭，空气不流通且干燥；其次人们为了祛寒，进食太多温热、辛辣、刺激的食物，比如有的人吃羊肉后流鼻血，有人频繁吃麻辣火锅导致口干咽痛，大便干燥。

二、冬天上火怎么办？一根"平民人参"解您忧烦

众所周知人参是贵重药材，平民人参是啥？就是白萝卜。说到萝卜，有白萝卜和胡萝卜之分，白萝卜在中国已有 2000 多年的食用历史，在秦代时的辞书《尔雅》中就有白萝卜的记载，当时称之为葖突。胡萝卜则是元代进入中国，迄今有 700 多年的历史。我们今天推荐的冬令佳品是白萝卜。

俗语有"冬吃萝卜夏吃姜，不劳医生开药方"之说，新鲜的白萝卜也被称之为小人参。白萝卜可以消食化积，清热解毒，利大小便，止咳化痰，加之价格低廉易得，确实是冬日防上火的首选菜品。

三、防上火为什么选白萝卜

因为白萝卜具备以下四个功效。

1.白萝卜能健脾、和胃、消食积，冬季天气寒冷，人们为了抵御严寒，需要进食更多食物来产热。中国人素来又有冬令进补的习俗，吃得油腻荤辛，吃得多却动得少，难免产生积食，萝卜能很好地消食化积，预防

积食引发的上火，尤其是对于孩子来说，冬天积食再加受寒容易感冒发热，所以冬天平时给孩子吃点白萝卜可以很好地预防感冒。

2. 白萝卜能清热解毒，性凉可以防上火。中药有寒热温凉的药性理论，始自《神农本草经》。其实食物也有温热和寒凉的性质，比如生姜温热，可以治疗受寒引起的感冒和腹痛；黄连寒凉，可以治疗胃火牙痛、口疮等病；白萝卜性凉，可以清热解毒，古人用白萝卜榨汁治疗热性吐血和鼻出血，也用白萝卜解酒毒，因为酒是湿热邪气。

3. 白萝卜能利大小便。白萝卜中含有的纤维素在肠道内不被吸收，且能增大粪便体积，促进肠道蠕动，防止便秘，大便通畅则不会生热，典型的例子就是孩子发热时，如果伴有大便不通，用肥皂水灌肠，保留五分钟后排出大便，体温很快就能降到正常。中医学把这种治法称之为"釜底抽薪"。发热就是锅中水沸，干结的大便则是下面燃烧的柴火，水开了不能扬汤止沸，而是要把柴火抽掉，水自然能凉。白萝卜也有很好的利尿的作用，二便通畅，人体就不会生热上火。

现代研究证实，白萝卜皮里含有大量木质素，不仅能通便，而且能提高人体的免疫力。白萝卜皮里的黄酮类物质还能降压、降脂、降糖。所以吃白萝卜最好连皮吃。

4. 白萝卜能化痰止咳。冬天室内空气干燥，人们容易上火咳嗽有痰。痰的生成，是由于体内的食积或水液停聚而成。白萝卜能消食化积，并有良好的行气作用，气行则水行，故能化痰，痰消则咳嗽止。谈到化痰作用，白萝卜的种子莱菔子的力量更强。如果冬天积食上火，咳嗽痰多，可以用梨与白萝卜熬水喝，能很好地消食、润肺、止咳。

因为白萝卜性凉，脾胃虚弱及胃寒的人最好把白萝卜煮熟后食用，并且不宜一次进食过多。

中药豪门：人参、西洋参、三七原来是亲兄弟，都有一个共同的姓氏

隋代《广五行记》曾记载这样的故事，隋文帝时，上党地区有人每晚都能听到宅院后有人呼喊，出去看却并无人影。有一天，循声寻找，发现在离宅院500米的地方，有一棵枝繁叶茂的人参，掘地五尺得到一棵人参根，像人一样，具备躯干与四肢。自从把这棵人参挖回家之后，夜晚的呼喊声便消失了。

中药人参是五加科植物人参的根，如人形，有神，故名神草，人参又名土精、地精。人参药性甘，微温，是临床最常用的补药之一，能大补元气，补心肺脾肾之气，生津，安神益智。金代医家张元素说人参可以治男妇一切虚证。古人这样辨别人参的真伪："欲试上党参，但使二人同走，一含人参，一空口，度走三五里许，其不含人参者必大喘，含者气息自如，其人参乃真也。"看来如果参加马拉松比赛，含着人参，肯定能跑出个好成绩。

三七与人参一样，也是五加科，是五加科植物三七的根，三七出自明代《本草纲目》中，其性味甘，微苦、温，能活血化瘀、止血、止痛。

三七与人参都是复姓"五加"，所以说它们是亲兄弟，古人没有植物学科属性的概念，但是他们也认识到了这一点，清代陈士铎所著《本草新编》中写道："三七，以其味初上口时，绝似人参，少顷味则异于人参耳，故止血而又兼补。"陈士铎认为三七味与人参相似，而且三七除止血之外也有补益作用，他们本来就是亲兄弟嘛。

在五加科属植物中还有舶来品西洋参，可以补气养阴，如果初中生、高中生、大学生由于课业繁重，出现劳伤心脾、头晕乏力、失眠健忘等表现，可以用西洋参饮片每日5g含服，能改善精神差、乏力、健忘等症状。当然，加上合理地运动效果更好。

五加科属植物中还有刺五加，是根茎入药，能益气健脾、补肾安神，

俗语有"宁要五加一把，不要金玉满车"的说法，是对刺五加补虚作用的评价。市售有刺五加片，可以在医师指导下服用。

五加皮是五加科植物细柱五加的干燥根皮，能祛风湿、补肝肾、强筋骨、利水消肿，俗语有"两足不能提，牛膝木瓜五加皮"的说法，是对五加皮功效的写照。用五加皮 50g 泡酒 500mL，每日服用 20 ～ 50mL，可以改善关节疼痛、腰膝酸软等症状。

俗语说"龙生九子，九子各不同"，五加科属药物人参、三七、西洋参、刺五加、五加皮都有补虚作用，可以说是一门贵族，但是作用又各有千秋，如果想要正确用药，还需正规中医师指导。

古代犯人挨板子前为什么要吃这种药粉

关于三七，《本草纲目》中这样的记载，"此药近时始出，南人军中用为金疮要药，云有奇功。又云：凡杖扑伤损，瘀血淋漓者，随即嚼烂，罨之即止，青肿者即消散。若受杖时，先服一二钱，则血不冲心；杖后尤宜服之。"

最早用三七的是军人，因为冷兵器时代，打仗时头破血流、皮开肉绽的概率很高，慢慢传入民间后，以至于一些作奸犯科的犯人也知道了三七的用途。上堂前要喝三七粉，这是为什么呢？主要是因为三七的三个作用：止痛、活血、止血。

一、三七具有止痛的功效

服用三七后能够明显提高人的痛阈值，痛阈是机体对外力刺激最大的承受能力，痛阈值越高，承受疼痛的能力越高，痛阈值是有个体差异的，如刮骨疗毒的关云长痛阈值非常高，而有的人针尖扎一下也会痛哭流涕。犯人挨板子时最大的不适是疼痛，三七能提高痛阈值，有明显的止痛作用，可以减轻犯人的痛苦。现代应用的云南白药喷雾剂，用于外伤止痛，也是应用了三七的止痛作用，所以三七一直是伤科的要药。

二、三七具有活血的作用

犯人挨板子时，局部肯定会红肿高起，就是一种淤血状态，三七的活血作用，可以改善局部的红肿青紫。现代人用三七来降血脂，就是利用了三七的活血作用，血管内多余的血脂可以认为是淤血，血液黏稠也可以认为是淤血，利用三七的活血作用，可以改善高血脂和高血黏状态。具体用法是：每日 1g 三七粉冲服，三七性温，容易上火，热性体质的人谨慎服用，如果服用后出现头晕、牙痛等症状时要及时停用。

三、三七具有止血的作用

三七味甘、微苦，性温，入肝经血分，功善止血，又能化淤生新，有止血不留淤，化淤不伤正的特点。对人体内外各种出血，无论有无淤滞，均可应用，尤以有淤滞者为宜。犯人挨板子太多，就会皮开肉绽、血流不止，预先服用三七则有很好的止血作用，防止出血过多而死。

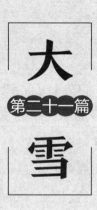

大雪

第二十一篇

北国风光，千里冰封，万里雪飘

白雪歌送武判官归京

【唐】岑参

北风卷地白草折，胡天八月即飞雪。

忽如一夜春风来，千树万树梨花开。

散入珠帘湿罗幕，狐裘不暖锦衾薄。

将军角弓不得控，都护铁衣冷难着。

瀚海阑干百丈冰，愁云惨淡万里凝。

中军置酒饮归客，胡琴琵琶与羌笛。

纷纷暮雪下辕门，风掣红旗冻不翻。

轮台东门送君去，去时雪满天山路。

山回路转不见君，雪上空留马行处。

大雪不冻，惊蛰不开。寒风迎大雪，三九天气暖。

大雪是冬季的第三个节气，也就是每年公历的 12 月 7 日至 8 日，太阳到达黄经 255°的时候。

我国古代将大雪的十五天分为三候：一候鹖鴠不鸣；二候虎始交；三候荔挺出。

《月令·七十二候集解》中记载："大雪，十一月节，至此而雪盛也。"大雪标志着仲冬时节正式开始。俗话说："风后暖，雪后寒。"大雪时节，寒气愈盛，防寒保暖一定要做到位，早卧晚起，以待日光，静以养心，食宜滋补。

滋补哪家强，说膏方第二，没人敢称第一，慈禧太后有的，现在你也可以有。

中国的好老公大概都会给老婆买阿胶吃吧，特别是在冬天进补的好时机，给老婆送一份香甜的阿胶膏，美容养颜、美白润肤又昂贵，肯定能哄老婆高兴，可真的是这样吗，小心吃阿胶吃成黄脸婆，老婆生气你可得遭殃。

中国人的养生可实在是离不开吃，冬季养生，你会吃吗？

旧时王谢堂中药，飞入寻常百姓家

张女士47岁，身体畏寒，疲乏无力14年。最近症状加重，伴烘热汗出、头摇不止，不得已来医院求诊。

自述体弱、倦怠、乏力、畏寒，背部尤其怕冷，头部怕风，左侧尤甚，稍被风吹即患感冒。近两年又加了烘热汗出、头摇症状，苦不堪言。再加上口干多饮，频繁起夜，身体每况愈下。性格急躁易怒，大便偏稀，经量偏大，经期偏长。

经过问诊，查看舌象、脉象，并做了血常规检查，血色素95g/L，属于轻度贫血。我诊断她属于气血两亏，阴阳不足之证。畏寒是阳虚有寒，乏力易疲劳属气虚，阴阳互根互用，互为根本，阳虚日久虚损及阴，所以烘热汗出口干；阴虚加之月经量大，阴血不足，不能濡养心神，所以入睡困难，心烦；血虚生风，所以头摇；阴虚不能制阳，肝阳偏亢，故急躁易怒。

这种情况的患者需要吃补虚中药调理，而张女士十几年来，断断续续吃了不少中药，症状时轻时重。再加上汤剂苦涩，煎熬费力，一提起中药来，她心中有了抵触情绪。

患者有这样的情绪很正常，针对张女士的情况，我建议她服用膏方治疗。张女士问膏方是什么？有什么作用？我给她做了解释。

膏方是中医八大剂型"丸、散、膏、丹、酒、露、汤、锭"中的一种，膏有外用和内服之分，其一是外用膏，比如人们关节疼痛贴的狗皮膏药、虎骨止痛膏等；其二是内服膏方，是中医师在四诊合参，辨证论治的基础上，根据病人情况开具的大处方，经过特殊的加工工艺，变成半流体状的膏剂，每日2次，每次1勺，用开水冲服。

膏方可以补虚，可以治病，膏方适应的人群主要有以下几种。

一、亚健康人群

这类人群各种化验、辅助检查都正常，但是身体又有怕冷、乏力或者其他虚弱症状，膏方可以补虚改善亚健康。

二、中老年人

人的一生就像一条抛物线，从婴儿呱呱坠地，弱小到不能自保，幼儿、儿童、少年、青年、成年，逐渐长大强壮，到达生命健康的巅峰，然后随着年龄的衰老，健康状况逐渐变差，直至生命的终结，保健养生的目的就是能够把巅峰状态延长，或者尽量让抛物线的后半段变得平缓，根据《黄帝内经》的理论女子发育 7 岁一周期，男子发育 8 岁一周期，"女子五七阳明脉衰，面始焦，发始堕……男子五八，肾气衰，发堕齿槁……"所以女子的衰老从 35 岁开始，男子从 40 岁开始，膏方可以补肾健脾、行气活血、延缓衰老。

三、慢性病人群

一般人认为膏方主要是补虚，其实膏方不光补虚，也可配伍祛邪药物，对于虚实夹杂的内、外、妇、儿科的慢性病人，也有不错的调理作用，高血压、糖尿病、高血脂等都可以服用膏方调理。

四、产后及手术后病人

有人因生产耗伤气血，或者剖宫产及其他手术引起的身体亏虚也可以用膏方调养。

像上文中提到的张女士就是膏方适合的第三类人群，即慢性疾病人群，因为化验异常有贫血。

膏方主要是由普通的草药饮片组成，另外辅以针对病情的贵细料、胶类药材及蜂蜜或者各种糖类（糖尿病用木糖醇），膏方这种古老的中医剂型，起于秦汉，发展于唐宋，繁盛于明清，因为煎煮工序繁琐，费时费力，原来都是达官贵人才能享用，现在因为医院专门购置的膏方加工机器，可以服务大众了。

听了我的介绍，张女士解开了疑惑，原来旧时王谢堂前药，也可以飞入寻常百姓家。针对她的病情，我给张女士开具了对证膏方，医院加工，连续吃 50 天，免去煎煮之劳苦，口味甘甜，并且治疗有连续性，保证疗效。

冬令进补至，不同的膏方你该怎么选

大雪节气将至，天气越来越冷，膏方门诊的病人也越来越多。什么是膏方？为什么要吃膏方？不同的膏方应该怎么选？今天我们就来细说端详。

一、什么是膏方

膏剂是中医八大剂型"丸、散、膏、丹、酒、露、汤、锭"之一。膏剂有外敷和内服两种。外敷膏剂也称之为膏药，是我们常用来贴关节疼痛的麝香虎骨膏一类。内服膏方则是具备膏方处方资质的医师根据病人的不同体质、疾病、证候开出的一料大处方，一般有 20～40 味药材，药味多，药量大，由医院代加工，将中药饮片反复煎煮，去渣沉淀，浓缩，加入胶类（阿胶、鹿角胶、龟甲胶、鳖甲胶等）药材，再加入蜂蜜、冰糖、木糖醇等辅料制成的半流体样的剂型。

二、为什么要吃膏方

中医学认为冬藏精，对应养藏之道，冬天服用膏方，可以补虚扶弱、调理脏腑、平衡阴阳。而且膏方味道甘甜，服用方便，一料膏方可以服用两三个月，适合中医诊断的虚弱之人以及慢性病患者服用。

三、不同的膏方应该怎么选

市面上也有一些成品膏方，比如龟苓膏、川贝枇杷膏、固元膏等。想要购买膏方的人往往不知如何选购。其实选用膏方时，主要还是根据自己的体质和疾病。比如龟苓膏主要成分是龟甲、地黄、土茯苓、茵陈、金银花、甘草、火麻仁等，药性寒凉，适合阴虚内热的人服用。川贝枇杷膏主要成分是川贝母、枇杷叶等，适合于肺热及肺燥咳嗽。固元膏主要成分是阿胶，适合于气血亏虚之人服用。

成品膏方毕竟只有有限的几种，功效单一，不能完全适应人们的要求。部分人群选择自己在家中制备膏方。这样的自制膏方应该根据自己的体质。根据国家中医药管理局颁布的体质学说，体质被分为九种。平和质是最健康的体质，阴阳气血调和、精力充沛、不容易生病，冬季进补可以用六味地黄膏，成分就是六味地黄丸熬成膏剂；气虚质的人常感觉疲乏无力，易患感冒等病，可以选用以人参、黄芪、白术等能补气的药材为主的四君子汤、玉屏风散等；阳虚质的人特点是怕冷，手脚冰凉，容易患咳喘、腹泻等，可以选用以鹿茸、杜仲等补阳药为主的方药如右归丸熬膏；阴虚质的人表现为怕热，手足心热、口燥咽干、大便干燥，可以选用以枸杞、龟甲胶等为主药的左归丸熬膏。

有人自己熬膏方，更多的人还是来到医院，让医生开出适合自己的个体化膏方。打个比方，如同买衣服，成品膏方，像去了成衣店，样子固定几种，只有大、中、小号可以选择，而个体化膏方就像到了裁缝店，根据自己的情况量体裁衣，做出合适自己身材的衣服。到了正规的膏方门诊，医师根据望、闻、问、切四诊合参的结果，结合患者的体质、既往疾病史等，开出最合适患者的个体化膏方，可以说，没有完全相同的两个人，也就没有完全相同的两张膏方处方，更好地体现了中医因人制宜、辨证、辨体质、辨病治疗的特点。

综上所述，如果您身体健康，可以在冬季选用一些成品膏方来补益。但是如果身体虚弱或者患有一些慢性疾病，还是应该到医院，让中医师给您开出一料适合您病情的膏方。

吃阿胶养颜，却变成了"黄脸婆"，
原因竟然是这样的

圣诞节要到了，小王早就思忖着送给老婆丽丽什么礼物，衣服？化妆品？美容卡？以前都送过，没新意，正好路过药店，听见宣传阿胶：女性最佳滋养品、抗衰老、养颜美容……小王想着丽丽平时娇弱多病，也爱美，吃阿胶正好一举两得，于是兴冲冲买回家给老婆。可是丽丽按照说明书服用之后却出现了食欲变差、腹胀、腹泻的毛病，小脸变得蜡黄，这究竟是为啥呢？

一、阿胶为何物

阿胶是以驴皮为主要原料熬制而成的固态凝胶状物质，始载于《神农本草经》，为上品之药，书中认为常服阿胶可以轻身益气，做不老神仙。阿胶使用历史已有 2000 余年。现代研究证实阿胶是一类明胶蛋白，水解可产生多种氨基酸，还含有钾、钠、钙等多种无机元素。历代中医用阿胶补虚扶弱、疗病祛疾，可以说是功勋卓著。

二、产地有讲究

梁武帝时有"山中宰相"之称的陶弘景（456—536），在其所著《名医别录》中提到：阿胶，生东平郡（相当今山东济宁市、汶上、东平等县地），煮驴皮作之，出东阿。由于其原产地为山东东阿县，又以阿井之水熬制者为最佳，因此得名阿胶。直到现代，也以山东东阿所产阿胶为道地药材，疗效最好。

三、造假自古有之

现在流行吃补药，阿胶走红，价格也是节节升高，很多不法分子看到有利可图，便想着法子造起了假阿胶。报纸曾报道："造假者以回收的过期

第二十一篇

大雪

209

阿胶为主料，再加入烂皮鞋和一些边角料，捣碎后熬制作成假阿胶"。

其实在明代李时珍《本草纲目》中阿胶条目下就记载："若伪者皆杂以马皮、旧革、靴、鞍之类，其气浊臭，不堪入药。"看见了吧，明代时造假分子就如此猖獗，拿旧马鞍子、旧皮靴子熬制假阿胶，不知道现在这些造假分子是不是明代那些坏人的后代。

四、如何鉴真伪

《本草纲目》中记载阿胶："当以黄透如琥珀色，或光黑如黳漆者为真。真者不做皮臭，夏月亦不湿软。"

正品阿胶大小形状规则一致，呈均匀的暗红色，质硬而脆，稍用力即断，断面为光亮平滑的半透明状。再者，李时珍也告诉我们：假阿胶冒着一股奇怪的腥臭味，而真阿胶应该具有淡淡的香味。最后看融化后，真阿胶融化后应该是透着清香味道的无颗粒物的胶状液体，假阿胶会有很多颗粒或絮状物。如果不想费心鉴别，在购买阿胶时一定不要贪图便宜，选择正规药店、正规厂家的产品。

五、补血养容颜

阿胶为血肉有情之品，自古以来被誉为"补血圣药"。中药中的血肉有情之品是指人与动物的血、肉、骨、髓、角等物质，可以补五脏虚损，调整阴阳，用于虚弱病证。

"女子以血为本"，女人的月经、带下、胎产、哺乳都会大量耗伤阴血，这就造成了女性容易血虚的生理特性，因此补血就成了很多女人一生的功课。阿胶补血的效果最是突出。女人吃了阿胶，阴血充足，自然就会面色红润，容颜娇美，顾盼有神。

六、止血还润肺

阿胶味甘，质黏，为止血要药。如果是月经量多，产后出血之类病证，阿胶既能止血，又能补血，可谓是一举两得。阿胶入肺可以滋阴润肺，治疗咽喉干燥、痰中带血，所以肺结核咯血如果是阴虚内热可以用阿胶治疗。试想《红楼梦》中的林妹妹如果常用阿胶补血、止血、润肺，也许会延缓病情发展，不至于年纪轻轻就香消玉殒。

七、男人也能吃

很多人有这样的误解：阿胶是女人吃的，男人不可以吃。这其实是大错特错。陶弘景在其所著《名医别录》中提道："阿胶，主丈夫少腹痛，虚劳羸瘦，阴气不足，脚酸不能久立，养肝气。"明确指出对于男子，阿胶也可以滋补肝肾、强壮体质。不管男女，只要是血虚都可以服用阿胶，没有性别差异。现代医疗中对于放疗、化疗引起的贫血及白细胞、血小板下降，服用阿胶都有很好的治疗效果。

八、服用禁忌

阿胶性甘味平，看似任何人都可以食用，但其性质黏腻，容易阻碍脾胃消化，引起食欲不振、胃部胀满症状。阿胶性润，还可润滑大便，脾虚有湿之人服用会引起腹泻。前面提到的丽丽，自小娇生惯养，又不爱运动，脾胃虚弱，容易腹泻，所以服用阿胶发生不良反应也在医理之中。

身患感冒、咳嗽等疾病时，也不可以服用阿胶，此时邪气未除，进补阿胶只会"助邪为患""闭门留寇"，使疾病更加严重。

阿胶易上火，有升高血压的作用，所以高血压、高血脂等患者服用阿胶，应该请有资质的中医师辨证后决定能否用药。如有不良反应，应及时停药。

九、阿胶服食法

正如前面所述，阿胶为补血止血、滋阴润肺良药。但同时又滋腻，容易影响脾胃功能，该如何服用？下面推荐两种服法。

1. 在服用时加黄酒：可以用阿胶 250g，加黄酒 1000mL，加热到阿胶融化后，放凉装瓶，每日饮用 10～20mL。黄酒性质流动，可以活血通经络，制约阿胶的滋腻。

2. 可以把阿胶用海蛤壳粉炒成阿胶珠，或者到医院药房购买阿胶珠，买回家研粉，每日用 5g 阿胶粉，加 100g 小米熬粥喝。阿胶补血，小米益胃，相得益彰。

冬天如何吃出好气色

寒冬来临，万物萧瑟，厚裹冬装，颜值担当，可是好多青年男女的忧虑来了：气色不好、肤色发白、发黄、发黑怎么办？

民以食为天，今天就推荐几个食疗方，教你吃出好气色。

一、肉类——千古经方温阳气，针对怕冷脸发白

大部分女生体质偏寒（当然部分男生也这样），到了冬天手脚冰凉，脸色与口唇都发白，如果谈到肉食的话，应该多吃性温热，可以温暖脾胃、补肾益精的羊肉。在普通人眼里羊肉只是食物，但是在中医看来羊肉也是一味药，被归到血肉有情之品里，所谓血肉有情之品，就是来自动物，有补益精血，扶助正气作用的物质。

做羊肉时，不妨试试医圣张仲景的当归生姜羊肉汤，可以达到事半功倍的效果。生姜是药食同源的一种食材，厨房必备之品，也是一味药材，可以散寒解表、温中暖胃、温肺止咳。李时珍在《本草纲目》里认为姜是"御湿之菜"，就是可以除寒湿，其实到了冬天，好多人除了手脚凉，脸发白，还有肚子怕凉，受寒容易腹痛拉肚子的症状，生姜暖胃除寒湿可以很好地改善这些情况。

当归生姜羊肉汤里另一个成分是当归，当归又名秦归，产自古之秦地，即今天的陕西、甘肃一带。当归味甘补血，能用于血虚之证，气血足则能荣养皮肤，让你的脸色白里透红；辛能活血，血行流畅有祛斑之效；性温散寒，对于冬天的脸发白，嘴唇发青都有好处。

当归生姜羊肉汤原方的具体用量是：当归 45g、生姜 75g、羊肉 250g，当然在实际操作中可以根据自己的口味，酌情加减当归和生姜的用量，当

归略有药味，但是在可接受范围之内，生姜可以去除羊肉的膻味，再加上一些香叶、小茴香、盐等调料，一锅香喷喷的当归生姜羊肉汤就新鲜出炉了，温阳气、祛寒湿，对于那些到了冬天要风度不要温度，却又担心受寒手脚凉，脸色发白的人很有帮助。

二、坚果类——健脾补肾用芡实，栗子补肾去脸黑

有的人忧心脸色发黑或者眼圈黑，有人忧心自己脸发黄的问题，根据中医五色和五脏的配属关系，黑色属肾，黄色属脾，如果您脸色发黑还有腰背酸痛、头晕耳鸣等问题，那可能就是肾虚。如果您脸色发黄，还有食欲欠佳，饭后易腹胀、腹泻等问题，那可能就是脾虚。除了要注意不熬夜、多锻炼、调节情绪以外，食疗方面，可以考虑食用坚果类来健脾固肾。这里重点推荐芡实、栗子。

芡实又名鸡头芡实，因其茎上花似鸡冠，故名"鸡头"，在《神农本草经》中列为上品补药，可以强壮腰膝、健脾补肾，治疗关节痛，令耳聪目明。古代修道之人，服食的补虚丹方中，经常用到芡实，芡实的归经是脾肾，就是说进入人体之后主要作用的靶点脏腑是脾肾，能很好地健脾利湿、补肾固精。健脾针对脸色黄，补肾可消黑眼圈。

糖炒栗子随处可见，你是否真的了解栗子的作用？《本草纲目》中记载："有人患腰脚弱，往栗树下食数升，便能起行。"为什么栗子能治疗腰腿软弱？药王孙思邈给出答案："栗，肾之果也，肾病益食之。"就是说栗子能够补肾，肝主筋，肾主骨，腿脚不好是内在肝肾亏虚的表现。栗子的受益者还有苏辙，有诗为证：老去自添腰脚病，山翁服栗旧传方。一个人的气色好不好，其实反映的是内在脏腑的功能，肾虚容易脸发黑，吃点栗子有帮助。内调才能外养，补肾祛除脸发黑，可比只是外用几张面膜有效多了。当然坚果类还有很多，比如花生、腰果、莲子、核桃等都可以适当食用，有益健康，改善脸色。

三、蔬菜类——百菜不如白菜，萝卜白菜保平安

说了肉，说了坚果，感觉有点不好消化，那就来盘蔬菜利利口，中医讲究虚则补，也讲究以通为补，胃肠通畅，才能更好地吸收营养。说到蔬菜，好多人脑海中就是绿油油一片，在冬天，以前南方人才有这种待遇，现在条件好了，反季节蔬菜在北方也非常多。但是还是重点推荐白菜、白萝卜、胡萝卜等这些当季的蔬菜。

俗话说百菜不如白菜，白菜古人称之为"菘"，认为它凌冬晚凋，像松树的操守，有通利胃肠、除胸中烦的作用。白萝卜有健脾消食、化痰理气的作用，俗话说"上床萝卜"，就是晚饭吃萝卜有助于消化，不会让人积食。胡萝卜又称小人参，能清热明目、健脾消食，也是冬天不错的选择。

大家有冬令进补的习惯，不管是食补还是药补，都容易上火生热，出现脸红、长痘的问题，性偏凉的白菜、白萝卜、胡萝卜等能滋阴清热、润肠通便，上下畅通，营养充分吸收，废物正常排出，五脏安泰，面色自然好看。

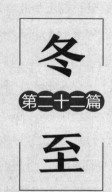

冬至

第二十二篇

夜雪初霁，荞麦弥望

冬至后三日三首

【北宋】张耒

水国过冬至，风光春已生。
梅如相见喜，雁有欲归声。
老去书全懒，闲中酒愈倾。
穷通付吾道，不复问君平。

冬至羊，夏至狗，吃了满山走。冬至一日晴，来年雨均匀。

冬至是每年公历的 12 月 21 日至 23 日，太阳到达黄经 270°的时候。天文学上把"冬至"规定为北半球冬季的开始。

我国古代将冬至的十五天分为三候：一候蚯蚓结，二候麋角解，三候水泉动。

《月令·七十二候集解》中记载："十一月中，终藏之气，至此而极也。"冬至又名"一阳生"，古人的说法是："阴极之至，阳气始生，日南至，日短之至，日影长之至，故曰'冬至'。"《素问·四气调神大论》中说："逆冬气则少阴不藏，肾气独沉。"冬至日阴气下而阳气长，亦为阴气最盛之时，此时要顺应阴盛于外的特点，注意潜藏肾阳，滋养肾阴。

冬至阴气下而阳气初长，当扶阳，但秋冬应以养阴为大，又善补阴者必于阳中求阴，善补阳者必于阴中求阳，阴阳互根互用，无穷之妙，冬至养阴还是养阳，你分清了吗？

冬至羊，夏至狗，吃了满山走，那么羊肉如何吃，只吃羊肉行不行，如何才能满山走，小羊，你会吃吗？

冬天气候干燥，皮肤裂口怎么办，快来看看这味中药，简简单单搞定你的痛苦。

冬至大如年，内养外治助养生

冬至，俗称"冬节"，是农历中一个非常重要的节气，也是民间的一个传统节日，南宋孟元老《东京梦华录》记载："十一月冬至，京师最重此节，虽至贫者，一年之间，积累假借，至此日更易新衣，备办饮食，享祀先祖……庆贺往来，一如年节。"古人把冬至节气看得和过年一样重要，所以有"冬至大如年"之说。

冬至这天是一年之中阴气最为旺盛的一天，"冬至冻至"，最冷的三九天也由此拉开序幕。冬至一阳生，阳气产生然后逐渐旺盛，冬天对应五脏之中的肾脏，肾藏精，主骨生髓，所以冬至节气是养生保健的关键时期，冬至做好扶助阳气，保肾固精的工作，来年身体也会更加康健。

冬至如何养生，内养外治方面教给您。

俗话说"冬令进补，来春打虎"，膏方就是进补的一个最佳选择，膏方又称"膏滋"，对于虚弱人群和病情稳定的慢性病患者有缓调慢补的作用。膏方内养，同时也可以结合一些中医的外治方法，外治法与内治法相比，具有"殊途同归，异曲同工"之妙。

三九来临，天寒地冻，最发愁的可能是老年人了，因为大部分老年人阳气不足，冬天腰腿疼，双下肢凉，行走无力，对于这样的人群，有一个药圣孙思邈的古方推荐——独活寄生汤，独活寄生汤主要是以补养气血的八珍汤，再加上一些补肝肾、祛风湿的药材构成，方中独活、秦艽、细辛、防风祛风湿，肉桂温阳止痛，并配伍桑寄生、牛膝、杜仲补肝肾、祛风湿，加四君子汤去白术补气，四物汤补血，所以既祛风湿、止痹痛，又补肝肾、益气血，标本兼治，非常适合老年人肝肾亏虚、气血不足、寒湿内侵的腰腿疼，因为腰腿疼的病史一般比较长，所以可以把独活寄生汤做成膏方服用。如果腰腿疼痛比较明显，影响生活，也可以采用小针刀的方法疏通经络，止痛效果立竿见影。平时多晒背补充阳气，晚上泡脚，按摩脚底的涌泉穴，温肾助阳、散寒除湿。

山西地处北方，冬季寒冷，有些人冬天容易咳嗽哮喘，这种人平素表现有怕冷、乏力，冬天容易感冒，感冒后继发咳嗽经久不愈，或者发作哮喘，所以防寒保暖、预防感冒非常重要，推荐的膏方有益气防感膏。益气防感膏里有中医补气的基础方四君子汤，可以益气、健脾、除湿，还有能补气、益卫、固表的玉屏风散，增强正气、抗邪入侵，配伍一些行气除湿、化痰消食的药材，能够增强人体抵抗力，预防感冒。这类人群平素还可以结合督脉灸来养生，督脉为人体阳脉之海，阳气旺盛，艾灸可以激发阳气，更好地抵御风寒邪气，从而不感冒或者少感冒。当然这类人群也可以采取三九贴的方法，三九贴主要是贴敷督脉和足太阳膀胱经的穴位，三九贴的配方药物主要是补肾阳、祛风湿的药材，也能温助阳气，预防感冒。

冬至大如年，养生任务重，内养外治，多管齐下，相辅相成，效果叠加，能更好、更快地治疗疾病。

冬至一阳生，扶阳很重要

冬至是二十四节气之一，代表着一个自然年结束和新一年开始。关于冬至，《孝经说》中记载："至有三义，一者阴极之至，二者阳气始至，三者日行南至，故谓之至。"这说明我们的先祖在两千多年前就已经发现了这个大自然的规律，并将其传承下来。

俗话说"冬至大如年"，唐朝时期就视冬至如新年般同等重要，唐朝人讲究冬至日"致贺礼"与"互相礼拜"，这与农历新年的"贺岁"是同样的礼仪，并且政府人员还有固定的休假。宋代时称冬至为"亚岁"，过冬至像过年一样热闹。历朝历代的帝王还要在冬至日行祭天大典。

《史记》中记载："日冬至则一阴下藏，一阳上舒。"冬至又叫作"一阳生"，是世间万物阳气初升、阴气始藏的时候。天人相应，这一天人体蛰藏了一个秋冬的阳气也开始萌动，尤其是到了冬至日的子时，是阳气初升的关键时刻，因此冬至更应该在零点之前酣然入眠，保养好人体初升的阳气，保证来年体内阳气的生长顺利。这就好比小树苗，从小就细心呵护，生长就会壮硕。

阳气初升，扶阳很重要，怎么扶阳？

一、晒太阳扶阳

这是一种免费的扶阳手段，现代人整天待在室内，坐的时间长，动的时间短，更别说是晒太阳，其实人和植物一样，需要光照，放下手机，在冬天上午阳光和煦的时候，出去晒晒太阳，补充体内阳气。

二、保暖护阳气

中医学认为寒伤阳，所以在冬天，保暖必不可少，经常在街上看到一些年轻人，冬天不戴围巾，露着长长的脖子，穿个短袜子，露着纤细的脚踝，认为是性感，殊不知，低头用电脑和手机，已经让脖子不堪重负，又不保暖，风寒湿容易内侵，所以颈椎病发病率逐年上升。中医学认为寒从足底生，足部受寒，容易生病，脚踝部位对应子宫和卵巢，寒气内侵，会发生宫寒的问题。

三、饮食扶阳气

在我国北方，无论贫富，冬至吃饺子是必不可少的习俗，这一习俗是为了纪念东汉"医圣"张仲景。张仲景于某年冬季返乡，看到百姓饥寒交迫，耳朵生冻疮，于是想出"祛寒娇耳汤"，将羊肉和一些祛寒的中药一起煎煮，羊肉捞出切碎后以面皮包成耳朵形状，煮熟后分给乡邻。乡邻吃了"娇耳"喝了羊肉汤后，浑身发热，耳朵冻疮很快就痊愈。自此"冬至吃娇耳，耳朵不生冻疮"的说法就流传下来，现在的饺子就是从"娇耳"演变来的。

羊肉甘温，具有益气补虚、温中暖下的功效，对于虚劳羸瘦、腰膝酸软、产后虚冷、腹疼、寒疝、中虚反胃等虚寒性疾病益处颇多。在寒冷的冬至日吃上一碗羊汤饺子再好不过。

材料：羊肉、羊骨、水、面粉、胡萝卜、香菜末、葱末。

具体做法如下。

第一步：羊骨、羊肉切大块，焯水后加入调味料一起小火炖煮。

第二步：羊肉馅、胡萝卜切细碎，按照个人喜好调配馅料，包成饺子形状。

第三步：煮好的饺子放入羊汤中，加入香菜末和葱末，就是一碗羊汤水饺。

吃的时候可根据个人口味加醋、香油、酱油、辣椒等。把饺子戳破，灌入羊汤最是鲜美。羊肉属于温热性质，如果您正在感冒、发热或者体内有湿热，应当少食甚至禁食。

痛经难受，冬天怕冷，
羊肉加一味中药、一味调料解您忧

大学生小丽是我的一个患者，因为痛经严重而求诊，自诉痛经 2 年，素来怕冷，比别人穿得厚实，每次月经的第一、二天，小腹疼痛剧烈，热敷后痛稍减，经量少，色暗红有血块，待经血量大后，疼痛可减轻。有一次曾因痛经严重导致休克送医院急诊，月经时需要请假休息，影响学习，查舌质暗淡，脉沉细，证属阳虚寒凝，瘀阻胞宫，患者意欲治疗，又畏惧中药之苦涩。遂予以一道药膳，每次月经前 3 天服用，平素注意保暖，不穿低腰裤、低筒袜，不吃冷饮。如此治疗 3 个月后，痛经明显减轻，不会再影响生活与学习。

我给小丽开的这道药膳并非自作主张，这是医圣张仲景创制的当归生姜羊肉汤，应用历史已有两千年之久。

当归生姜羊肉汤，见于张仲景所著《金匮要略》中的腹满寒疝宿食病脉证第十。原文是这样："寒疝腹中痛，及胁痛里急者，当归生姜羊肉汤主之。"具体比例是：当归三两，生姜五两，羊肉一斤。折算成现代的分量分别是 45g、75g、250g。

说是药膳，当然是膳为主，里面膳是羊肉。羊肉来源于动物，有滋补作用，中医学把它归为血肉有情之品。孙思邈在《备急千金要方》中首次提出"有情、无情"概念，认为牛、羊、猪、鸡等畜禽类，属血肉有情之品，可以补益身体精血。中医学认为羊肉性味甘、大热，可以补中益气、安心止痛、壮阳益肾、补益产妇。羊肉性热，适合于阳虚、寒性疾病的人群服用，比如说：阳虚怕冷、手脚冰凉、经常感冒、寒性腹痛、寒性痛经、产后体虚人群。用对了可以说是雪中送炭，是身体虚弱者、老人、产妇的滋补佳品，对于普通人来说，也是寒冬的应季食品，有俗语说：冬天食了羊，少穿一件棉衣裳。你想冬天要风度吗？吃点羊肉有帮助！而本身热性体质的人食用羊肉则会助热上火，出现牙疼、便秘等症状，所以要酌情食用，并搭配清热滋阴的蔬菜。

纵观中国人的食肉史，猪肉占据肉类榜首是清代的事情，之前中国人的肉食以牛羊肉为主，而牛因为在农耕时代的重要性，受到保护，所以牛肉的食用量并不大，肉类消耗以羊肉为主。羊肉与猪肉相比较，肉质更细嫩，而且蛋白含量高，脂肪含量低。羊肉又有绵羊肉和山羊肉之分，其中山羊肉更是高蛋白、低脂肪的食用佳品。羊肉中的胆固醇含量较低，每100g 羊肉脂肪中含有胆固醇仅 29mg，牛肉脂肪中为 75mg，猪肉脂肪中为 74～126mg，所以羊肉适合想吃肉，又怕血脂高的人群食用。

当归生姜羊肉汤中的一味药物就是当归。

当归是中药中的补血圣药。主产于甘肃、陕西、四川等地，因为古时甘肃为秦国疆域，所以当归又称秦归。当归有补血活血、散寒止痛、润肠通便之功效。女性属阴，大多体寒，又有月经、带下、胎产、哺乳的亏耗，自古以来，当归都是妇科要药，古人治疗妇科病有"十方九归"之说，就是妇科病的方子里，十个有九个用到了当归。

当归生姜羊肉汤中的一味调料就是生姜。

生姜是一味药食同源的药材，既是药物，又是食物。生姜药性辛温，可以解表、温中散寒、止痛，用于寒性的疼痛。

这个药膳看起来虽然简单，但其中羊肉温补精血、当归补血活血、生姜散寒，三者同用，可以温助阳气、散寒活血，所以上文中提到小丽的寒性痛经，服用这道药膳后迎刃而解。

当归生姜羊肉汤的具体做法如下。

第一步：250g 羊肉洗净，切成 2cm×2cm 方块，放入开水锅焯大约 5 分钟，撇去上层的浮沫，捞出羊肉，热水冲洗干净。

第二步：换另外一锅水，加入生姜 75g、当归 45g、盐少许。大火烧开，小火炖煮 1 小时后，肉熟汤成，可以吃肉喝汤。

第三步：为了口味更佳，可以酌情加少量料酒、花椒、葱等调料，也可不加。

脚后跟裂口两年，
用一味中药研粉外涂，三天就好了

在一次电台健康节目直播中，一位听众打进来电话感谢我。

她的脚后跟裂口两年了，夏天不能穿凉鞋，裂口疼痛，内服、外用多种药物也不起效，很是苦恼。有一次在节目中咨询我，我让她用一味中药磨粉，用香油调好，外敷有裂口的地方。她依法照办，没想到只用了三天，困扰她两年的脚后跟裂口就完全治好了，所以专门打进热线电话致谢。

我推荐的这味中药就是"白及"。早在两千多年前秦汉时期的《神农本草经》就记载说白及"主治痈肿，恶疮，败疽，伤阴，死肌。"李时珍的《本草纲目》更是明确写出："手足皲裂，白及末水调塞之，勿犯水""山野人患手足皲拆者，嚼以涂之有效，为其性黏也"。

古人留给我们如此简便验廉的小方法，我们当然要善加利用。那么要怎样用白及治疗手足裂口呢？操作方法很简单：白及磨成粉，用香油调好外敷患处即可。敷完后最好用保鲜膜把局部包裹半小时到一小时，让药物更好地发挥作用。

需要注意的是，由于白及黏性较大，调敷时需加适量的水或者油，为了避免药物沾染，可以用保鲜膜、纱布包裹或穿戴手套、袜子固定。

白及治疗手足裂口是取其敛疮生肌的作用，推而广之，白及对肛裂这类疾病也很有效果，如果有肛裂的患者可以如上法外涂。

我们经常在武侠小说中看到群雄争斗，刀光剑影后，皮开肉绽、骨断筋折、鲜血淋漓，大侠们会拿出一个葫芦，倒出丹药，一半外敷、一半内服，出血停止，伤口很快痊愈。这种止血的丹药，白及是重要组成成分。因为白及有收敛止血的效果，外伤出血也是要药。

除了可以治外伤，白及还可以疗"内伤"，胃溃疡就是白及的治疗强项。胃溃疡是胃黏膜的损伤，而近几年的研究发现白及能够刺激胃黏膜合成及释放内源性前列腺素，对胃黏膜起保护作用。同时也有动物实验证明，白及可以显著减少胃溃疡面积及出血面积，其效果与硫糖铝和西咪替丁相近，对急性胃溃疡具有较好的预防作用。成方乌及散，就是用乌贼骨、白及等份研粉，每日 3 次，每次 3g 口服，治疗胃溃疡及溃疡出血。

白及不仅可以治疗胃的内伤，还可以治疗另外一种"内伤"。《本草纲目》中记载了这样一个故事：一位犯了七种死罪的囚犯，在狱中被严刑拷打，每次都被打的肺损伤而吐血，他用白及和着米粥一起吃，每次出血很快就好了，他因为感念狱卒对他有恩，把这个秘方告诉了狱卒。后来这个囚犯被凌迟处死，刽子手将其胸腔打开，发现肺内有数十处孔洞都被白及填补上了。如果从现代解剖学知识来说，这个故事可能不真实，因为喝进胃里的白及，到不了肺，但白及确实可以治疗肺出血，比如肺结核引起的咯血。现代实验证实，白及可以杀灭结核杆菌，而且有止血作用，对肺结核咯血有效。临床试验证实，白及对于空洞型肺结核还有缩小空洞范围及治愈的作用。

白及既治外伤又疗内伤，既能止血又能生肌，但用药时也要有所禁忌，外感咯血、肺痈初起及肺胃有实热者应当忌服。

本文旨在科普，使用白及一定要在专业中医师指导下用药。

东风吹雨小寒生，杨柳飞花乱晚晴

小寒

第二十三篇

寒夜

【南宋】杜耒

寒夜客来茶当酒，竹炉汤沸火初红。

寻常一样窗前月，才有梅花便不同。

小寒胜大寒，常见不稀罕。小寒节，十五天，七八天处三九天。

小寒是冬季的第五个节气，也就是每年公历的 1 月 5 日至 7 日，太阳到达黄经 285°的时候。

我国古代将小寒的十五天分为三候：一候雁北乡，二候鹊始巢，三候雉始鸲。

《月令·七十二候集解》中记载："十二月节，月初寒尚小，故云。月半则大矣。"小寒之后是一年之中最冷的三九天，故有"小寒胜大寒""三九四九，冻死老狗"的说法，天地间最凛冽的阴气充斥于外，那么人身之阴气该当如何，外寒如此，内寒长乎？

小寒节气天寒地冻，外出回家泡个热水澡，想想都舒服的不行，可有些人却泡出大问题，泡澡也有讲究，你会泡澡吗？

外面三九天出不去，在家用人参补一补，唉，中医学的低级错误总是有人犯，人参怎么用，你能拿人参补吗？快来了解人参吧。

养生讲究"水包皮"，大爷却因此被送进急诊

门诊来了一位急救病人，是在泡澡时候晕倒的，经过抢救，老人渐渐苏醒过来。原来老人患有间质性肺炎，一到冬天就容易感冒咳嗽，前几天气温骤降，老人受寒咳嗽，心想去澡堂泡泡澡、出出汗、祛祛风寒，可能对病情有所缓解，所以这次比以往多泡了二十分钟，结果突然晕倒了，立即送到了医院。

眼下正是隆冬，气候寒冷，室内外温差大。忙碌一天，泡个热水澡是

多么惬意的事情。尤其在我国江淮一带，流行早上皮包水（喝早茶），晚上水包皮（泡澡）的习俗。泡个澡，洗去一天尘埃，舒筋活血，放松心情，对身体大有好处。

随着经济发展，社会上各种各样的水疗、美容场所、温泉浴等应运而生。特别是一些天然的温泉，含有对人体有益的成分，对慢性风湿、腰腿痛、关节炎等有很大的缓解作用。但浴池边的风险时刻都存在，晕堂甚至猝死的情况时见报端。泡澡晕堂事件易发人群为老年人，高发季节是冬季。究其原因，首先是冬天气候比较干燥，人体相对缺水，天气变冷后人的血管处于收缩状态，而澡堂与外界温差大，人进入澡堂后血管瞬间扩张，血管内充血量变大，导致血压降低；其次是老年人大多存在脑动脉硬化现象，本来就不能保证脑部的充分供血；第三是泡澡会导致血管膨胀、大脑供血不足、血压下降，大脑各种功能随之下降，进而影响到脑部的协调能力。以上三种原因交织，特别容易造成老年人晕堂的情况。前面提到的急救老人，就是因为长时间泡澡，造成脑部供血不足而晕倒的。

泡澡的时间、时机、水温以及环境等都是有讲究的。同时也存在着不适合泡澡的人群，尤其对于老年人来说，身体已经处于脆弱的状态，心脑血管多已老化，长时间泡澡很有可能带来严重的后果。

什么样的人群不适合泡澡呢？患有皮肤病或者患有传染性疾病的人不适合泡澡；过度疲劳，大量饮酒之后不适合泡澡；妇女经期和孕期不适合泡澡；患有癌症、白血病及急性病患者不适合泡澡；患有严重动脉硬化、高血压、心血管方面疾病的人不适合泡澡；身体虚弱，行动不便的老人不适合泡澡。以上不适合泡澡的人群建议淋浴为佳。

泡澡注意事项有以下几点。

1. 如果单独泡澡，不能把房门锁死，以防发生意外而耽误救援；注意浴室通风换气，防止缺氧；空腹和饱餐时不要立刻泡澡，心脑血管疾病患者尤其需要注意，泡澡之前吃点东西，以提高血液的血糖浓度，另外要适当补充水分；老人们还要有意识地带一些水，随时口渴随时喝。

2. 水温不宜过高。适宜的水温和人体温度差不多，大约 37～41℃ 之

第二十三篇

小寒

227

间。水温过高，体内能量消耗大，容易造成疲劳；另外过高的水温，会损害皮肤角质层，容易发生过敏、皮肤干燥脱皮等。

3.时间不宜过长，一般以 10～20 分钟为宜。特别是老年人，时间过长，血管过分扩张，再加上浴室空气不好，很容易造成脑部缺血、缺氧而引起昏迷。也有可能引起冠状动脉痉挛，血栓形成，甚至会诱发心律失常而猝死。泡澡的过程中，要防滑、防摔。特别是老年人，最好有家人陪伴。

最后，还要提醒大家的是，泡澡不是越频繁越好，频繁泡澡会损坏皮肤表面的角质层，反而对皮肤带来不利的后果。同时，频繁泡澡也会造成水资源的浪费，不符合现代人环保的理念。泡澡时，如果出现胸闷、口渴、透不过气的感觉，应及时离开潮热闷湿的环境，做片刻休息，以免出现不良的后果。

喝参汤补身体，有人失明，
有人腹胀，有人发狂，有人流鼻血

我在门诊工作有这样一个体验：大部分病人觉得自己身体虚，反复问我是不是气血亏？是不是哪个脏腑虚弱？需要吃点啥补药补一补？中国人喜欢补药的传统由来已久，所以中医界有这样一句话"人参杀人无过，大黄救人无功"，也就是说使用了补药人参治死了人，不需要承担责任，而用能够让人拉肚子的大黄治好了病，病人也不会感谢医生。我们今天就来谈一谈大家心目中的补药人参，是不是人人能用。

人参是五加科植物人参的根，主要产于吉林、辽宁、黑龙江等地，故道地药材中有"东北人参"之说，东北人参中又以吉林抚松县产量最大，质量最好，称为"吉林参"。另外朝鲜半岛所产人参被称之为"高丽参"，质量也较好。野生者名"山参"，人工栽培，大面积种植者称为"园参"，野山参可能生长几十年甚至上百年，质量好、疗效佳，园参一般在栽培6～7 年后采挖，疗效不如野山参。

人参味甘、微苦，微温，入肺、脾、心、肾经。功效：大补元气、补脾益肺、生津、安神益智。历代医家对人参都赞誉有加。金代著名医家张元素这样评价人参：治男妇一切虚证。

清代名医费伯雄曾经治疗一个病人郑某。该人体形丰满，素喜进补，吃了人参二两（60g）炖鸭子，五日后觉目光模糊，十日后两目青盲（青盲病是指眼外观正常，唯视力下降甚至失明的眼病），不能视物。费伯雄认为是服人参过量，嘱咐病人每天服用梨汁一碗，使大便日利 2～3 次。十几天后，患者就看见东西了，一月后痊愈。

上述医案中的郑某，身体本不需要进补，盲目服用人参，真的变成了"盲目"！所幸遇到了高明的医生，让他天天服用梨汁，清热泻下，人参所致的"药害"得以解除。

如果在不辨证的情况下长期服用人参或者人参制剂，可出现腹泻、皮疹、失眠、神经过敏、血压升高、忧郁、头痛、心悸等不良反应，称为滥用人参综合征。甚至还有过口服人参糖浆引起严重过敏反应及口服人参根酊剂 500mL 而致死亡的报道。

在某些地方有给孩子服用人参的风俗，殊不知不按照中医辨证，随便给孩子吃人参是大错特错。以下两个临床案例应该足以警醒大家。案例 1：某 13 岁男孩张某，患有乙肝、乏力、盗汗，母亲用红参 30g 炖汤一次给孩子喝下，4 小时后孩子烦躁、狂叫、起皮疹、胸闷、腹胀。药用甘草绿豆汤，甘草 10g、绿豆 100g，服药后泻下干燥大便，症状逐渐消失。案例 2：某 1 岁男孩，体弱多病，反复感冒，母亲用人参 10g 煎汤喂服，2 小时后出现哭泣、烦躁不安、流鼻血、呕吐咖啡渣样物。医院给予甘草绿豆汤后症状消失。

我自己也曾经碰到过服用人参发生不良反应的患者。有一位患者患了黑色素瘤，在肿瘤医院做了手术，又经历了放化疗，回农村老家休养，自己认为身体虚弱，购买了人参 30g 炖服，喝下参汤后腹胀难忍，他家人电话咨询我如何处理，我说他家在农村，家里应该有白萝卜种子，中医学叫作"莱菔子"，可以煎汤解人参胀气之弊。家人用莱菔子 30g 煎汤给病人服用，喝完后放屁连连，腹胀消失。我用的是中药学里"相恶"的配伍关系，人参和莱菔子一般是不配伍使用的，因为人参补气，莱菔子耗气，作用会相互抵消，但是这位病人因过量服用人参，补气太过，胀气难忍，可以用行气耗气的莱菔子解除。患者身体确实虚弱，但是人参用量过大，原本虚弱的脾胃功能难以承受，反而胀气难忍，就和俗语中说的"一口吃不成胖子"道理一样，补虚也要循序渐进，不可急躁。

中医学的特点是辨证论治，治病要分虚证和实证，虚证可以用补虚药，实证不可以补虚，否则就是火上浇油，会加重病情。人参补益的力量强，只适合虚证，不是人人可用。

身体健康之人不需进补，病人如果是肝阳上亢、痰湿阻滞、气滞血瘀等证候均不适合使用人参。而且就是用于虚证时也要注意用量，以防用量过大，虚不受补。

使用人参时一定要咨询正规中医师，辨清体质与证候，不可盲目进补。

女神也能入药，试看"绛珠仙子"如何治病救人

黛玉妹妹是很多男人心中永恒的女神。她的前身是一棵绛珠仙草，十分娇娜可爱，长在灵河岸三生石畔，得神瑛侍者以甘露灌溉，为报灌溉之德，遂投胎为人，以一生痴情的眼泪，成就了一段千古绝唱的爱情故事。

绛珠仙草，就是人参。人参叶子碧绿，五叶交加，中间花柱挺立，上面红果绚丽如宝珠，正合"绛珠"之意。人参大名鼎鼎，黛玉妇孺皆知。在小说里，绛珠仙草是黛玉的前身，在现实里，人参和黛玉这样的虚弱病人也有千丝万缕的关系。

先说人参，秦汉时期中药学专著《神农本草经》这样记载："人参，主补五脏，安精神，明目，开心益智，久服轻身延年。"历代中医用人参大补元气，挽救危急重症，并补五脏之气，生津止渴，安神益智。

再看林妹妹，"闲静时似娇花照水，行动时如弱柳扶风"，"心较比干

多一窍，病如西子胜三分"。黛玉有先天不足之症，在《红楼梦》第三回提到，黛玉常服"人参养荣丸"。人参养荣丸是由十全大补汤化裁而来，可以补养气血，里面的主要成分是人参，人参的补气功效正合黛玉先天不足的体质，可见曹雪芹老先生也是懂中医的。

人参不仅可以小补，而且能大补元气，可不是"宫廷萝卜"所能比的。

古代没有急诊室，没有升压药、呼吸兴奋剂等，人参就是抢救用药。

李时珍在《本草纲目》中记载这样一个医案："浦江郑兄，五月患痢，又犯房室，忽发昏运，不知人事，手撒目暗，自汗如雨，喉中痰鸣，声如拽锯，小便遗失，脉大无伦，此阴亏阳绝之证也。予令急煎大料人参膏，仍与灸气海十八壮，右手能动。再二壮，唇口微动。遂与膏服一盏半，夜后服三盏，眼能动。尽三斤，方能言而索粥，尽五斤而痢止，至十斤而全安。"

从上文可知，这位病人，病情可谓严重，已经昏迷不醒、四肢瘫软、出汗不止、小便失禁，如果放在现代，肯定要下病危通知书了，关键时刻，人参大显身手，挽狂澜于既倒，起死回生，实在是功莫大焉。

既然人参这么好，又是林妹妹前身，是不是人人可用呢？别忘了，人参是药，可不是"宫廷萝卜"，不是人人都能吃。

中医学讲究个体化治疗，辨证论治，中医理论里有阴阳气血之说，虚证也有气血阴阳虚损之别，人参药性偏温，适合气虚之人；而如果是阳虚之人，适合用鹿茸、冬虫夏草一类；如果是血虚，阿胶、熟地、制首乌比人参更好；如果是阴虚之人，不如买点枸杞、百合、麦冬来养阴。

而且补药用于虚证，如果不虚根本就不用补，痰湿体质的需要健脾化痰；湿热体质的需要清热利湿；气郁体质要疏肝行气，不如用点玫瑰；血瘀体质的要活血化瘀，三七最佳。不需要吃人参的人，如果吃了人参可能不仅无效，还会损害身体。所以给父母亲友买补品也应该咨询中医师，辨别对方的体质，买到合适的，才有助健康。

人参作为名贵药材，得之不易。因此大家经常舍不得吃。但是，你要知道，一般的草本植物的药材保质期是 2～4 年，人参直接晒干的叫野山参，有效期是 2～3 年，如果是蒸过的人参，叫红参，有效期可达 4～5 年，存放久了，药效逐年丧失，就变成无用的废物，故人参不可久存。

就像爱情要选对人，吃人参也要选对体质。爱情可以天荒地老，但是人参有保质期。

"大侠"一补成病夫，到底是谁惹的祸

门诊患者老李，六十三岁。猛一看人高马大，四肢健壮。说起话来中气十足，走起路来虎虎生风。就是这样一个俨然"武林大侠"的人，怎么看都不像病人。

老李自述身强力壮，很少生病，怕热不怕冷，隆冬季节仍衣着单薄。半月前感冒以后出现口干舌燥、舌痛症状，清晨醒来口干尤甚，自觉舌头都要贴到上颚。开始老李心想是上火了，于是自主吃过牛黄解毒片、三黄片等药物，效果不佳，不得已来医院求诊。

我们在日常生活中，也经常遇到上火的情况。老百姓一般认为去去火就会好，于是，牛黄解毒片、三黄片一类的非处方药往往就成了去火首选，这类药物清热解毒，泻火通便，很多时候都会起到良好的效果。而这次，老李明明是上火的症状，也吃了很多去火药，为什么不见效呢？

查看老李的舌象及脉象：舌质光红，少苔，裂纹多而深，脉象洪大有力。结合老李平时的身体情况，我告诉老李，他目前是一个阴虚阳盛的状态，不仅要降火，关键还得养阴。

中医学认为，阴阳在人体是对立统一的关系，阴阳互为根本，《黄帝内经》中提到"阴平阳秘，精神乃治"。意思就是，人体阴阳平衡，互相协调了，身体就会健康；反之，阴阳失衡，则会生病。阴阳此消彼长尊重一定的规律，与大自然阴阳变化相契合。

人体就像一架天平一样，阴阳就是天平的两端，如果一边的砝码增加，天平就会倾斜。也就是阴阳的平衡被打破，如果倾斜的程度不重，人

体尚可调节，不会表现为病态；如果倾斜严重，也就是阴阳失衡严重，人体就会生病，需要正规的医师借助药物来调理了。

再说老李的病情，平素来看，老李就是一个阳偏盛、阴偏虚的人。那么是什么导致这种状态更加严重，阳更盛，阴更虚呢。凡事都有因果，原来老李平时和朋友聚会，大家都说上了岁数，适当补一补有好处，正好老李家中有人参鹿茸酒，于是，四个月来，老李不间断地每天来上一杯。总共喝了六瓶人参鹿茸酒，再加上一瓶补肾壮阳的龟龄集酒。补倒是补了，谁曾想却补出了问题。

人参味甘性温，能大补元气，补益肺脾心肾之气，是一个很好的补气药，鹿茸来自动物，是血肉有情之品，能补精血、壮肾阳，人参鹿茸都是好药，但是性质温热，适合阳偏虚的病人使用。而老李身体的根本是阴虚阳盛，根本不适合大量饮用人参鹿茸酒这样温补的东西。补的结果只能是阴越来越虚，阳越来越盛，内在阴液不足，阴不能制阳，阳亢于上，出现口干、舌痛的病证。

人参、鹿茸都是贵重药材，但不适合老李服用，在当今养生理念普遍传播的年代，大家一定注意，并不是每一种补品都适合自己。如果对自己的体质认识不清楚，而随意乱补，很容易把本来阴阳平衡的身体搞得失衡，从而生病。中医学讲究辨证论治，个体化治疗，治疗要针对病证才有效，平时用药补虚保养身体也是这样。

中医学中补虚要分辨气血阴阳，气虚用人参、黄芪等；血虚用当归、熟地等；阳虚用鹿茸、冬虫夏草等；阴虚用麦冬、黄精等。不能盲目跟风或者听信广告，一窝蜂地去吃人参、鹿茸或者六味地黄丸等。像老李这样阴虚阳盛的体质，平时适合吃点麦冬、百合、石斛一类的药物养生。

听了我的分析，老李也认识到自己乱吃补药的危害，没有保养了身体，反而因此生病。我给老李开具了中药，主要是滋养阴液，辅以清热药，调理半月后，老李的口干症状消失。

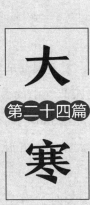

大寒

第二十四篇

日月会于析木兮，重阴凄而增肃

大寒

【南宋】陆游

大寒雪未消，闭户不能出，
可怜切云冠，局此容膝室。
吾车适已悬，吾驭久罢叱，
拂尘取一编，相对辄终日。
亡羊戒多岐，学道当致一，
信能宗阙里，百氏端可黜。
为山傥勿休，会见高崒嵂。
颓龄虽已迫，孺子有美质。

大寒见三白，农人衣食足。大寒天气暖，寒到二月满。

大寒是二十四节气中的最后一个节气，也就是每年公历的 1 月 20 日前后，太阳到达黄经 300°的时候。

我国古代将大寒的十五天分为三候：一候鸡乳；二候征鸟厉疾；三候水泽腹坚。

《授时通考·天时》引《三礼义宗》说："大寒为中者，上形于小寒，故谓之大……寒气之逆极，故谓大寒。"大寒，防风御寒，寒邪未去，阳气未升，注意保暖是关键。同时春节也将伴随着大寒来临，最是一年红火处，美食美酒家团圆。全世界对于吃的讲究当首推国人，国人吃的讲究在一年之中当首推春节前后，那么在纷繁杂乱的年货之中，我们又该如何调和饮食，保养身体呢？

大寒节气易感冒，发生流感怎么办？抗病毒口服液管用不？有没有什么办法能预防？快来学学治感冒，你也能当个好大夫。

2003 年的"非典"，2019 年的新冠肺炎可都是发生在冬春交替之时，大寒节气不仅感冒易发，传染病也易发，病情紧急之时，我们可以做这些来预防。

"过了大寒就是年"，羊肉、鸡肉吃出"红红火火"新一年，吃上火了怎么办？有一种肉可以下火，竟有这种好事！那就"切二三斤来吃酒"！

流感来啦，中医帮您支招

冬季流感病毒来势汹汹，儿科、呼吸科门诊人满为患，因为发热，排队等待三小时甚至更多时间看病的案例比比皆是。

从中医学来看，人感时行病毒而导致感冒称为时行感冒。《诸病源候论·时气病诸候》中记载："因岁时不和，温凉失节，人感乖戾之气而生病者，多相染易。"感冒是否发生，取决于正气与邪气两方面的因素：一是正气能否抗邪，有人常年不易感冒，即是正气较强能抗邪之故，"邪之所凑，其气必虚"，提示了人的体质偏弱，正气不足或卫气功能状态低下是感冒的决定因素，而老年人和小孩正气弱，不足以抵御邪气，所以成为易感人群。二是邪气是否强盛，即邪气的轻重，邪气轻微不足以胜正，则不易感冒，邪气盛如天气严寒、时行病毒，邪能胜正则会感冒。

临近年关，流感肆虐，我们该如何应对呢？中医帮您支妙招！

首先学会正确区分时行感冒（流感）和普通感冒。

时行感冒（流感）是由时行病毒引起的，往往发病较急，会出现发热、头痛、全身酸痛等症状，一般会高热 39～40℃，传染性强，可以引起流行，老人、儿童或者体弱者可能会引起其他并发症。而普通的感冒一般起病不急，开始会出现嗓子疼、流鼻涕等症状，传染性不强，不经治疗也可自愈。

中医学认为"虚邪贼风，避之有时"，我们要如何避开流感的侵袭呢？

一、减少去公共场所

在流感流行期间，要尽量减少或不参加大型集体活动，尽量少去或不去公共场所。若家中已有流感病人，要采取防护性措施，与病人密切接触时应戴口罩。

二、食饮有节

饮食上要注意多饮水，多食用蔬菜水果，荤素搭配、营养均衡，如流感小儿高发，而且起病急骤，常出现高热等情况，从中医学来分析，现在的孩子冬天时活动量小，家长给孩子吃太多肥甘厚腻，也就是高热量的食物，进食多，活动少，孩子难免脾胃积热，再有外感风寒，特别容易形成"寒包火"的感冒。

这里推荐两个小的茶疗方预防流感：①如果平时是怕冷的体质，可以用生姜 3 片、苏叶 5g，每日一剂泡水喝，疏风散寒；②如果平时是怕热的体质，可以用桑叶 3g、菊花 3g，每日一剂泡水喝，疏风清热防流感。

三、心态平和

中医学认为"精神内守，病安从来"，情绪对人身体健康也有影响作用，悲忧伤肺、郁怒伤肝、思虑伤脾、恐则气下、惊则气乱，所以平时要做到心神安宁、情志舒畅，切忌郁结愤怒，导致气机壅滞、气郁化热，或者悲忧伤感，致卫气亏虚，外邪乘虚而入。

四、穿衣适度

冬天的穿衣也是一门讲究，过多过少都不好。首先，在大冷天穿衣过少容易着凉受寒，让感冒有可乘之机。但穿太多、太厚又易出汗，汗出受风又会感冒。女士们流行的冬天露脚踝的所谓性感装束，中医学认为不可取，因为寒从足底生，足部受寒，更容易引发感冒。

五、艾灸杀毒

每周用艾条在家中熏蒸 1 ～ 2 次，对流感病毒以及其他呼吸道病毒、细菌、真菌等都有不同程度的杀灭和抑制作用，从而有效预防各种呼吸道传染病的发生。用法：关闭门窗，每个房间用艾条半支，点燃熏蒸

30 ～ 60 分钟即可。

六、佩戴香囊

香囊中的苍术、艾叶、藿香、白芷、山柰等成分，具有芳香避秽、解毒化浊、祛邪防疫等功效。放在身上、车里，或者睡觉时放在枕边，可以防感冒，但孕妇及过敏体质者禁用。防流感香囊可以去正规中医院呼吸科购买。

七、辨证论治

中医学的特点是辨证论治，感冒也要分寒热来治，风寒感冒表现为怕冷、头身疼痛、鼻塞、流清涕，应该用温热性质解表药向外发散，最简单的例子就是受寒后的生姜红糖水；风热感冒一般不怕冷、发热、有时热度较高、口干、鼻涕及痰液为黄色，一般用薄荷、桑叶、菊花这些辛凉发散的药材治疗。

中医学中治疗流感，如果药物对证，可以达到覆杯而愈的效果，而且中医用药还可以兼顾病人平素的体质，气虚、阴虚等，根据体质调理。所以，如果你罹患流感，不妨就近去中医院就诊。

抵御流感，除了打疫苗，你还能做什么

天气严寒，一冬无雪，空气干燥，流感病人明显增加，大寒时节，进入流感活动高发期。

流行性感冒是由流感病毒引起的一种急性呼吸道传染病，可在世界范围内引起暴发和流行。流感的特征是：起病急、高烧、咳嗽、头痛、肌肉和关节痛、咽痛和流鼻涕。老百姓常说的"重感冒"，很可能就是流感。流感虽然大多为自限性，但少数重症病例病情进展快，可能出现急性呼吸窘迫综合征和（或）多脏器衰竭而死亡。重症流感主要发生在老年人、儿童、孕产妇或有慢性基础疾病等高危人群，亦可发生在一般人群。

针对流感我们能做什么呢？

有的人会说，预防流感，可以采用打流感疫苗的方法，殊不知，流感病毒不断变异，疫苗也需要每年更新，即使流感病毒株没变化，因为人的抗体会随着时间推移而下降，所以还是需要每年都接种疫苗，不能一劳永逸。而且流感疫苗只是针对流感病毒，如果是因为细菌或者支原体引起的感冒，流感疫苗无效，所以如果你上个月刚接种了疫苗，这个月就感冒了，你要清楚，不是疫苗不顶事，而是引起这次感冒的病原体超过了流感疫苗的管辖范畴。

除了打疫苗，我们还能做什么呢？

一、"虚邪贼风，避之有时"

就是我们要远离病邪，防止患病的意思。在流感流行的季节，我们应该少到人群密集的场所，避免被传染。已经罹患流感的病人也应该在家休息，及时治疗，防止把流感病毒传播给别人。

二、"正气存内，邪不可干"

通过增强人体的抗病能力，从而不得病。流感主要是通过空气传播，经呼吸道进入人体。流感病人打喷嚏、咳嗽，或者和病人接触都有可能导致流感病毒在人群间传播。为什么流感袭来时，有人被传染，有人没事呢？主要还是自身的抵抗力。

如何增强抵抗力？众所周知，体育锻炼是首选，能增强体质，提高人体的免疫能力，从而降低流感的发病概率。

还有一种方法也可以补充人体的正气，提高抗病能力，就是膏方调理体质。《医门棒喝·六气阴阳论》云："邪之阴阳，随人身之阴阳而变也。"流感病毒是发病的重要条件，属于外因；而体质是流感发病的内因，决定着发病倾向和疾病转归。

中医学强调治未病，就是调养体质，从而不发病。膏方是一种很好的调养体质的方法。内服膏方是具备膏方处方资质的医师根据病人的不同体质、疾病、证候开出的一料大处方，一般有 20～40 味药材，药味多，药量大，由医院代加工，将中药饮片反复煎煮、去渣沉淀、浓缩、加入胶类（阿胶、鹿角胶、龟甲胶、鳖甲胶等）药材，再加入蜂蜜、冰糖、木糖醇等辅料制成的半流体样的剂型。

服用膏方，可以补虚扶弱、调理脏腑、平衡阴阳。而且膏方味道甘甜，服用方便，一料膏方可以服用一二个月，适合中医诊断的虚弱之人以及慢性病患者服用，可能有人会疑惑，膏方和汤剂有什么区别？打个比方，汤剂如夏日骤雨，针对急病、重病；膏方则如春日细雨，针对病情稳定的慢性病，如春雨般润物细无声，缓调慢补，增强体质，从而能够抵御流感的侵袭。

传染病来袭，做好以下三点，平安又幸福

不论是"非典"，还是新型冠状病毒肺炎，从中医学的角度来看，都属于温病的范畴。中医学认为温病是以发热为主要症状，易化燥伤阴的一类疾病，温病具有传染性、流行性、季节性等特点。

春节将近，呼吸系统传染病多发，如何防病避疫，平安过春节呢？

应该做好以下三点。

一、扶正气，避邪气

《黄帝内经》中提道："正气存内，邪不可干，邪之所凑，其气必虚。"病毒侵袭人体，先决条件是人体的正气不足，也就是人体的抗病能力不足，如何才能提高人体的正气？

1.通过锻炼来强身健体，可以根据个人条件，适量地进行一些体育锻炼，冬天锻炼不必大汗淋漓，只需微微汗出即可。太极拳、八段锦等都是具有传统特色的锻炼方法。八段锦中的背后七颠百病消一式，有振动脊柱、刺激督脉和足太阳膀胱经的作用，督脉是阳脉之海，膀胱经主防御外邪，动作简单却深有裨益。

2.中医疗法扶正气，可以就近咨询正规中医师，根据个人体质开具预防药方。素体虚弱、容易感冒的人也可以采用艾灸神阙、关元、气海等穴位，或者用药物穴位贴敷，以及佩戴中药防疫香囊的办法，提高人体的抗病能力。

3.说到避邪气，就是不去传染病高发区，远离人群密集的地方。有问题及时就诊，防微杜渐。

二、少油腻，通腑气

民以食为天，佳节来临，总免不了鸡鸭鱼肉，聚餐吃喝，如果血压、血糖、血脂等指标有问题的人，大吃大喝只会让这些指标更差。鱼生火、肉生痰，吃得太油腻会积食生热，春节正值大寒节气，体内有热，在外身体受寒，容易形成老百姓俗称的"寒包火"，引起发热。

春节如果进食太多肉类，肉类不易消化吸收，而且纤维素少，容易发生便秘，便秘虽然是大肠的问题，但中医学认为大肠与肺互为表里，关系密切，大肠腑气不通，肺气肃降失常，容易出现咳嗽。如果积食发热加咳嗽，也可能成为传染病的重点排查对象。所以春节时要控制油腻食物的摄入，每天保证蔬菜、水果的量，防止便秘的发生。

其实现在生活条件变好，日日都可荤素搭配，所以春节无须饕餮盛宴，要适当清淡饮食。

三、不熬夜，免伤阴

除了多喝水，外出戴口罩，回家要洗手的专家忠告，我更想说的是，预防传染病，请别熬夜。人类在几亿年的进化过程中，一直都是日出而作、日落而息的规律。现代人却是把自己当蝙蝠，到了半夜还精神百倍，有违天道。

根据子午流注理论，半夜11点到1点是胆经主时，1点到3点是肝经主时，此时不睡，耗伤肝血肾精，熬夜伤阴，会出现手足心热、疲乏、脾气暴躁等症状，身体抵抗力下降，更容易罹患疾病。

怕上火，吃猪肉

以前看小说，经常看到这样的描写：某人家里穷，又要在乡亲面前充阔，就准备一块带油的猪皮，每次出门前在嘴上擦一擦，显得嘴油光光的，让大家认为是在家里吃了肉出来的，实际只是喝了两碗玉米碴子粥。好吧，在那种贫穷落后的乡村，卖肉的都是固定的一家，谁家总买肉，其实一问就知道，装是装不了的。那为啥拿猪油擦嘴？其实也是为了防止嘴唇裂口，有医书记载：冬日唇裂，炼过猪脂，日日涂之。这个人懒得炼，所以直接拿猪油擦嘴，就是为了防治唇裂。其实猪油本身就有很好的滋润作用，在古代，猪油常用来制作手膏，即我们所说的护手霜。

要过年了，家家户户都在准备年货，猪肉也是很多人采买的年货之一。中国人的餐桌上，除去宗教信仰的元素，肉类中猪肉是首位，一是猪肉不贵；二是猪肉可做出种类繁多的食物：鱼香肉丝、东坡肘子、水煮肉片、过油肉、京酱肉丝等，爱吃的中国人拿猪肉做出的琳琅菜品完全可以让外国人瞠目结舌。吃羊肉、鸡肉、狗肉都上火，吃猪肉却很少听到上火之说，这是为啥？

因为食物和中药一样，也有寒、热的性质，羊肉、狗肉等属于偏热性的食物，容易上火，而猪肉五行属水，性质偏寒，可以补虚生精、滋阴润燥、润肤通便。现代人熬夜的多，熬夜容易耗伤阴血，出现手足心热、口干咽痛、眼目干涩等问题，普通人可能认为这是上火，但是用三黄片、牛黄解毒片一类的中成药效果不好，其实从中医辨证来说，上述问题属于中医学的虚火，是因为熬夜损伤了肝血肾精，猪肉作为血肉有情之品，既能补充精血，又能滋阴降火，适合食用。

熬夜的人群可以用猪肉配合莲藕或者百合炖服，莲藕性寒凉，可以滋阴降火、凉血止血。百合也常常用于食疗方中，性质甘寒，可以滋阴润燥、清肺胃心之热，适合于阴虚火旺之人。

除去猪肉，猪的内脏（俗称下水），也经常出现在餐桌上。中医理论里有"以脏补脏"的理论，中医学认为肝开窍于目，眼睛属于中医学肝系统里面的一部分，吃猪肝可以补肝明目；骨折的病人可以服用排骨汤；肾虚遗尿、遗精的病人可以用猪肾补益；吃猪皮有一定润肤美容作用；脾胃不好的人可以服食猪肚补中益气、调理脾胃。当然"以脏补脏"的理论也要辨证看待，比如老年健忘、痴呆的病人不宜服用猪脑，因为中医学认为老年健忘、痴呆的原因是肾精亏虚，肾主骨生髓充脑，所以治疗上应该以补肾为主，而不是服食高胆固醇的猪脑，以免造成血脂更高的问题。

既然说吃，就推荐一道补养脾胃的菜品吧：肚丝汤，具体做法如下。

第一步：将处理好的猪肚切成细丝，在开水锅里煮熟，捞出。

第二步：空锅加鸡汤适量，先将煮熟的肚丝放入，姜、葱丝、胡椒粉、料酒、盐、酱油、醋适量，煮开。

第三步：淀粉勾芡，加入香油与芫荽，起锅。

说完吃，还想补充一点：猪胰子皂。现在的各种润肤皂、洗手液出现之前，在北方，大家拿猪胰子皂洗手。这种肥皂是在杀猪后取出猪胰脏，与火碱即氢氧化钠（也有用皂角）按照一定比例制作而成，猪胰子皂质地细腻，能去污，还有一定的润燥护肤的作用，北方的冬天，天气干燥，风沙大，很多人有手脚裂口的毛病，用猪胰子皂洗上几次，手脚就能变得绵软光滑。对现代人来说，猪胰子皂也符合天然、环保的理念。